Montessori für Demenzkranke

Renate Götz Verlag

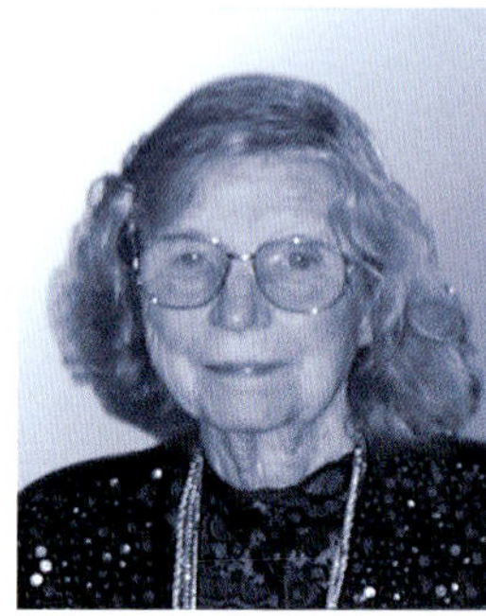

Hella Klein

wurde 1926 in Düsseldorf geboren. Neben dem Besuch der Schule für Hauswirtschaft und Kinderpflege nahm sie privat Klavier-, Flöten- und Gitarre-Unterricht am Konservatorium - sie wollte Musiklehrerin werden.

Bei einem Bombenangriff 1943 wurde Hella Klein verschüttet und die Finger ihrer rechten Hand bleibend verletzt, weshalb sie ihr Musikstudium aufgeben musste.

Sie konzentrierte sich nun auf die Arbeit mit Kindern, vor allem in Säuglings- und Kinderheimen. Berufsbegleitend besuchte sie in Abendkursen das Kindergärtnerinnen-Seminar.

Nach ihrer Heirat 1948 und der Geburt ihrer beiden Kinder arbeitete sie ab 1958 mit kleinen Kindergruppen, in denen einzelne Kinder gefördert, aber auch Gruppentherapie durchgeführt wurde.

Ab 1965 war Hella Klein in Kindergärten und an der Uniklinik in Düsseldorf tätig. An der Abendschule erwarb sie 1973 die Fachhochschulreife und 1974 die staatliche Anerkennung zur Erzieherin an der Fachschule für Erzieherinnen der Ursulinen in Düsseldorf.

Die Ausbildung zur Montessori-Pädagogin prägte ihren weiteren Lebensweg, die Demenzerkrankung ihres Mannes war für sie Anlass, diese Methode auf die Arbeit mit SeniorInnen und Demenzkranken zu übertragen.

Hella Klein

10 nach 10

Montessori für Demenzkranke

Ein Buch für Angehörige,
Freunde und Betreuer

Juli 2011

A-2731 Dörfles, Römerweg 6
e-mail: info@rgverlag.com
www.rgverlag.com

Bildnachweis
Fotos zu den Bewegungsanalysen, Seiten 41 - 48, 52 - 93 (ausgenommen Seite 90 unten), 96, 98, 99 copyright © by Dr. Jürgen Behnel
Foto „Schach", Seite 107 copyright © by Eva Denk
alle anderen Fotos: Privatbesitz Hella Klein

Wir danken allen PatientInnen und Angehörigen für die freundliche Genehmigung zum Abdruck der Fotos.

Layout, Cover- und Gesamtgestaltung
© by outLINE|grafik Eva Denk, A-2340 Mödling . www.outlinegrafik.at

Produktion: Druckerei Paul Gerin, Wolkersdorf . www.gerin.co.at
Printed in Austria

ISBN 978-3-902625-22-9

Inhalt

Mein Weg

Mehrere Jahre vor seinem Tod litt mein Mann unter anderem auch an Demenz und ich musste lernen, mit diesen schweren, oft unverständlichen, kaum zu schildernden Situationen fertig zu werden.

Ich hatte auf einmal einen Lebensgefährten, den ich nicht mehr kannte. Er hatte sich sehr verändert. Er wollte sich nicht waschen, er nahm auch keine Hilfe an. Ohne offensichtlichen Grund schrie er plötzlich laut „Donnerwetter", schlug mit der Faust fest auf den Tisch und lachte dabei. Als andere Gäste erschrocken reagierten, wurde er still und schaute freundlich, als wäre nichts geschehen. Er reagierte nun wieder ganz normal.

Solche Ausfälle geschahen immer häufiger. Wenn ich ihn darauf ansprach, reagierte er ganz erstaunt. Er hatte sein Verhalten vergessen! Ich brauchte viel Zeit, um das zu verstehen. Ich besorgte mir Literatur über die Demenzerkrankungen und verstand endlich, dass mein Mann krank war - er litt an Demenz. Die Wahrheit war schwer zu ertragen.

Die Symptome, den Krankheitsverlauf und viele Anregungen fand ich in der Literatur, aber ich fand keine Beschreibung, wie wir Angehörigen am besten mit dem Kranken umgehen konnten.

Ich versuchte, nach Möglichkeit auch in sehr kritischen Situationen, wenn mein Mann aggressiv wurde, die Ruhe zu bewahren, was mir nicht immer gelang. Ich flüchtete dann oft aus dem Zimmer.

Erst nach Jahren erkannte und begriff ich, dass Demenzkranke von Angst gepeinigt sind: wenn man ihnen widerspricht, wenn man laut wird, wenn es klingelt, wenn man eine neue Tätigkeit beginnt.

Es war ein langer, schwieriger Weg für mich, bis ich gelernt habe, mit meinem Mann und mit dieser Krankheit friedlich zu leben.

Nach dem Tod meines Mannes wollte ich meine Erfahrung mit ihm, verbunden mit der Montessori-Ausbildung, an demenzkranke Senioren weitergeben.

In der Tagesstätte für Senioren und Demenzkranke durfte ich wöchentlich die Tagesgäste besuchen.

Eigentlich wollte ich zuerst die Kranken beobachten: Was können sie noch, wie bewegen sie sich, wie reagieren sie auf mich, auf meine Ansprache. Zwei der Kranken saßen still, fast teilnahmslos am Tisch und bewegten auch ihre Hände kaum. Mehrere beobachteten mich, andere bemerkten mich kaum. Aber als ich mich an einen Tisch setzte, kamen fünf Personen, von der Betreuerin aufgefordert, zu mir an den Tisch. Die Betreuerin brachte das Spiel *Mensch ärgere dich nicht* und erklärte mir die Behinderungen der einzelnen Bewohner und Bewohnerinnen. Z. B. Herr A kann nicht gut hören, Frau B kann nicht gut sehen, Frau C braucht besondere Hilfe.

Ich stellte mich vor: „Ich bin Frau Klein. Wenn Sie möchten, können wir gemeinsam spielen." Einige nickten mir zu, andere schauten mich erwartungsvoll an und warteten, dass ich beginne.

Ich würfelte für meine Nachbarin, die nicht gut sehen konnte. Gemeinsam zählten wir die gewürfelten Punkte und stellten die Spielfigur auf das passende Spielfeld. So ging die erste Runde zu Ende. Eine Mitspielerin konnte nicht verlieren. Die Tränen kamen, wenn sie von einem Mitspieler rausgeworfen wurde. Beim Weiterspielen konnte ich das verhindern. Eine andere Mitspielerin konnte nicht gut hören. Dieser Frau zeigte ich alle nötigen Bewegungen, langsam, nachvollziehbar. Alle waren bei der Sache, alle zufrieden, die Stimmung lockerte sich. Manche lachten, wenn sie eine Spielfigur verloren, ein Mann half seiner Nachbarin beim Würfeln. Die Zeit verging für uns alle sehr schnell. An diesem ersten Morgen dauerte unser Spiel über eine Stunde. Die Betreuerinnen waren erstaunt darüber, dass die Gäste mit mir so lange gespielt hatten.

In den nächsten Wochen versuchte ich, den Kranken unterschiedliche Montessori-Materialien und selbst erstellte Spiele anzubieten. Fast alle Beschäftigungen wurden von ihnen angenommen, sodass es Freude machte, immer wieder Neues zu versuchen.

Da die Gäste immer weitere, neue Tätigkeiten ausführten, fragten mich die Betreuer: „Wie machen Sie das?"

Ich überlegte: Was mache ich anders? Ich frage immer: „Möchten Sie mitmachen, haben Sie Lust? Sie können jederzeit aufhören."

Um diese Methode, die auf Maria Montessori zurückgeht, zu erklären, brauchte ich Zeit. So trafen wir uns dienstags, um Montessori-Material kennenzulernen und auch die Arbeit damit praktisch durchzuführen. Herr Prof. Dr. Schmutzler ergänzte die praktische Arbeit mit dem theoretischen Hintergrund. Nach einem Jahr konnten wir den Betreuerinnen die Bescheinigung über die Fortbildung überreichen, ein Zertifikat *Montessori für Demenzkranke und Senioren*. Sie konnten nun das Erlernte selbst weitergeben.

Das Ziel unserer Montessori-Arbeit war hauptsächlich, so viel wie möglich Eigenständigkeit und Freude am Tun zu erhalten oder wieder zu erlernen.

Ich möchte mich bei Frau Schmela, der Leiterin der Tagespflege, und ihren Mitarbeiterinnen herzlich bedanken, dass ich bei ihnen so viele Erfahrungen machen durfte: Spiele in allen Bereichen, wie Sinnesübungen, Übungen des täglichen Lebens, Musik, Mathematik, Sprache, wie Gedichte, Geschichten, Reime und Bildbeschreibungen.

Die Zeit bei Ihnen werde ich nie vergessen!

Ebenfalls bedanken möchte ich mich bei der Führung des Seniorenzentrums St. Martinus, Haus Katharina, vor allem bei der Leiterin Frau Wilmsen, die mir den Raum zur Verfügung stellte, den ich für die Montessori-Arbeit mit Senioren einrichten durfte, die mir vertraute und mich unterstützte.

Danke auch den Mitarbeitern des Hauses, die mir freundlich und hilfreich zur Seite standen, und den Kursteilnehmern des einjährigen Lehrganges *Montessori für Demenzkranke und Senioren*.

Ich möchte auch Frau Jolanta Mielcarek Danke sagen, sie hat mit viel Geduld viele Bilder geknipst. Danke auch Herrn Dr. Jürgen Behnel für seine Fotos.

Ich möchte mich auch beim Verlag Renate Götz und deren Mitarbeiterinnen bedanken, die viel Geduld mit mir hatten.

Ich habe immer die Schreibweise der Patient, der Kranke, der Betreuer verwendet - gemeint sind damit aber immer Männer und Frauen.

Ihre Hella Klein

Grundlagen

Demenz - eine Krankheit

Was ist eine Demenzerkrankung?

- Die Störung oder der Verlust geistiger Fähigkeiten ist das wesentliche Merkmal von Demenzerkrankungen. Die Krankheit beginnt meistens mit Störungen des Kurzzeitgedächtnisses und der Merkfähigkeit, später schwinden auch Inhalte des Langzeitgedächtnisses, sodass die Betroffenen allmählich die erworbenen Fähigkeiten ihres langen Lebens vergessen. (Z. B. erkennt der Partner seine Frau/Mann nicht mehr und Eltern ihre Kinder.)
- Die Demenzkrankheit ist nicht nur eine Gedächtnisschwäche, sondern das Verhalten, die Wahrnehmung und das Erleben des Kranken ziehen die komplette Persönlichkeit in Mitleidenschaft.
- Demenzerkrankungen können unterschiedliche Ursachen haben. Grundsätzlich unterscheidet man zwischen Primären und Sekundären Formen der Demenz. Sekundäre Formen sind meist Folgeerscheinungen anderer Grunderkrankungen, z. B. Stoffwechselerkrankungen, chronische Vergiftungen, wie Alkohol- und Medikamentenabhängigkeit, und Diabetes. Diese Grunderkrankungen sind zum Teil heilbar, sodass eine Rückbildung der demenziellen Beschwerden möglich ist. Hierbei ist eine frühe Diagnose wichtig, um rechtzeitig die nötige Therapie zu beginnen.

Alzheimer - Demenz

Die Demenz vom Alzheimer-Typ ist eine Krankheit des Gehirns, während ihres Verlaufes werden die Gehirnzellen zerstört. Es gibt keine medizinische Möglichkeit, diesen Vorgang zu stoppen.

Die Krankheit verläuft bei jedem Patienten unterschiedlich. Man kann von drei Stufen ausgehen, die fließend ineinander übergehen. Charakteristisch für Alzheimer-Demenz ist ihr schleichender, fast unmerklicher Beginn.

Am Anfang treten kleine Gedächtnislücken und Stimmungsschwankungen auf. Die Lern- und Reaktionsfähigkeit nimmt langsam ab, gleichzeitig kommen Sprachschwierigkeiten hinzu. Die Erkrankten benutzen nur noch einfache Sätze oder kurze Wörter.

Die örtliche und zeitliche Orientierung geht verloren und die Patienten werden immer unruhiger. Sie merken, dass etwas nicht stimmt. Angst und Unsicherheit überkommen die Kranken, sie verschließen sich zunehmend allem Unbekannten und allem Neuen. Die Kranken spüren in diesem Stadium bewusst die Veränderungen, die in ihnen vorgehen. Viele reagieren mit Angst und Wutausbrüchen, andere mit Niedergeschlagenheit oder Beschämung.

Im weiteren Verlauf werden Symptome immer offensichtlicher. Autofahren oder der Beruf können nicht mehr ausgeführt werden. Die kranke Person ist bei Alltagsaufgaben, Körperpflege, Nahrungsaufnahme zunehmend auf Hilfe angewiesen.

Im Spätstadium ist der Demenzkranke vollkommen auf Pflege und Betreuung angewiesen. Angehörige werden nicht mehr erkannt, ein Gespräch ist nicht mehr möglich.

Erkennen von demenziellen Erkrankungen

- Vergessen kurz zurückliegender Ereignisse
- Schwierigkeiten, gewohnte Tätigkeiten auszuführen
- Störungen der Merkfähigkeit
- Zerstreutheit, Konzentrationsstörungen
- Sprachstörungen
- Nachlassen von Interesse an Hobbys, Beschäftigungen und Kontakten
- Kein Überblick über finanzielle Angelegenheiten
- Bislang nicht bekannte Stimmungsschwankungen, andauernde Ängstlichkeit, Unruhe, Reizbarkeit und Misstrauen
- Hartnäckiges Abstreiten von Fehlern, Irrtümern oder Verwechslungen
- Spezielle Tests und Untersuchungen, z. B. der Uhrentest, bei dem eine Uhr mit der Stellung der Zeiger auf 10 nach 10 gezeichnet werden soll.

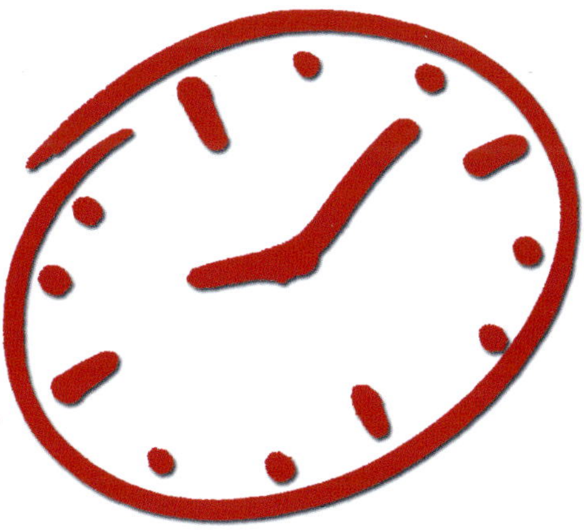

Wie kam ich zu Montessori?

Mir wurde die Leitung einer Kindertagesstätte im „Sozialen Brennpunkt" mit 90 bis 100 Kindern im Alter von 3 bis 12 Jahren angeboten, mit der Auflage, diese Einrichtung nach der Montessori-Pädagogik zu führen. Ich belegte einen zweijährigen Montessori-Diplomlehrgang und erhielt nach bestandener Prüfung das Montessori-Diplom.

Die Arbeit in diesem Sozialen Brennpunkt war anfangs für mich katastrophal. Die Kinder kannten keine Regeln, hatten in ihrem Leben kaum positive Erfahrungen gemacht, sondern traumatische Erlebnisse wie Misshandlungen und Missbrauch erlebt. Sehr oft kamen sie hungrig in unsere Einrichtung, Körperpflege gab es selten. Wir brauchten Wochen, um unsere Kinder vom Läusebefall zu befreien.

Erst nachdem ich die Montessori-Pädagogik kennenlernte und zaghaft bei unseren Kinder anwandte, löste sich das verkrampfte Miteinander. Wir akzeptierten die Kinder so, wie sie zu uns kamen, und konnten schon bald kleine Erfolge erleben.

Wer oder was ist Montessori?

Viele Leser werden fragen: Wer war Montessori? Der Name sagt mir nichts. Ich selbst habe bis zu meinem 40. Lebensjahr nicht gewusst, wer Maria Montessori war.

Maria Montessori war die erste Frau, die in Italien unter großen Schwierigkeiten mit Erfolg Medizin studierte. Sie setzte sich für mehr Freiheit der Frauen ein und kümmerte sich, von der Mutter angeregt, um minderbemittelte, arme Kinder und deren Familien.

Ihre Assistenzzeit als Ärztin verbrachte sie in einer Nervenklinik, in der auch die Kinder des Pflegepersonals untergebracht waren. Diese Kinder waren sich selbst überlassen, es gab kein Beschäftigungsmaterial, keine Spielsachen und keine Anregungen.

Vor Langeweile versuchten die Kinder, mit allen möglichen Gegenständen „etwas zu tun". Bevor sie zum Beispiel ihr Brot aßen, formten sie aus dem Brot Kügelchen, um damit zu spielen.

Diese Beobachtung war der Ansatz für Maria Montessori, nach dem „Warum" zu fragen. Sie interessierte sich nun für pädagogische Schriften, probierte bewährte Materialien mit den Kindern aus, veränderte diese nach Bedarf, zeigte den Kindern das Material und war erstaunt, wie schnell, konzentriert und mit wie viel Freude die Kinder sich damit beschäftigten.

Was zeichnet den Montessori-Betreuer aus?

- Der Montessori-Pädagoge sieht die Kinder als selbstständige, sich selbst aufbauende Wesen, die nach ihrem Entwicklungsstand, ihren Interessen und den sensiblen Phasen methodisch-didaktisches Material brauchen.
- Der Montessori-Pädagoge plant die Förderung nach Beobachtung jedes einzelnen Kindes, dabei beachtet er, dass für jedes Kind in der Freiarbeit Angebote, die seinen Interessen entsprechen, vorhanden sind.
- Der Montessori-Erzieher gestaltet die „Vorbereitete Umgebung" für jedes Kind, unter Berücksichtigung seiner Entwicklung, seiner sensiblen Phasen und seiner individuellen Interessen.
- Der Montessori-Erzieher gestaltet den Raum nach pädagogischen und ästhetischen Kriterien. Er ist Vorbild in der Sprache und in der Ordnung. Er ist die Seele, der Helfer, der dem Kind hilft, sich nach seinem inneren Plan aufzubauen, um Schritt für Schritt selbstständig zu werden.

Das Kind ist der Baumeister des Menschen.
Maria Montessori

Zusammenleben mit Senioren, Pflegebedürftigen und Demenzkranken

Der Partner leidet an Demenz oder wird zum Pflegefall

Die ersten Anzeichen der Demenzerkrankung sind unterschiedlich und kaum definierbar. Manchmal treten sie plötzlich, unerwartet, für kurze Zeit auf und werden vom Kranken sofort vergessen. Der Kranke verändert sein Verhalten, der Partner merkt es zunächst nicht. Der Kranke wirkt ängstlich, er merkt, dass etwas mit ihm nicht stimmt, sein Kurzzeitgedächtnis ist geschädigt.

Ein Beispiel: Ein Mann fragt nach dem Aufstehen: „Was haben wir heute für einen Tag?" Er hört die Antwort: „Montag." Nach kurzer Zeit kommt die Frage, in gleicher Wortfolge: „Was haben wir heute für einen Tag?" Der gesunde Partner ist zunächst erstaunt und antwortet: „Montag, habe ich dir doch gerade gesagt." Nach einigen Minuten fragt der unerkannte Kranke: „Was haben wir heute für einen Tag?" Der gesunde Partner wird ungeduldig und sagt mit missmutiger Stimme: „Das habe ich dir doch schon dreimal gesagt, was machst du mit mir für Spielchen?" Der Kranke antwortet wütend: „Ich habe das noch nicht gefragt!" oder rennt aus dem Zimmer oder brüllt: „Ich bin doch nicht verrückt, was willst du von mir?"

Nach diesem Vorfall kann sich der Kranke wieder fast normal verhalten.

Kleine Veränderungen wie nachts aufstehen, die Uhrzeit vergessen, nimmt man nicht so ernst, das schreibt man dem Alter zu. Schlimm wird es, wenn der kranke Partner das Waschbecken mit der Toilette verwechselt, das abstreitet und behauptet, das müsse ein anderer gewesen sein.

Langsam merkt der gesunde Partner: Mit meinem Mann/meiner Frau stimmt etwas nicht. Der Partner ist nicht mehr der Kumpel, auf den ich mich verlassen kann. Er ist nicht mehr wiederzuerkennen.

Ein Beispiel, das ich selbst mit meinem Mann erlebte:

Wenn ich ihn fragte: „Möchtest du mit mir einkaufen?", erwiderte er: „Nein." Nach einigen Minuten informierte ich meinen Mann: „Gleich, wenn Frau N (Betreuerin) kommt, gehe ich einkaufen." „Ich gehe mit", brüllte mein Mann, „du willst mich nur nicht mitnehmen, weil du mein ganzes Geld ausgibst." „Du wolltest doch nicht mitgehen, das hast du doch gerade gesagt", erwiderte ich ihm. „Das ist nicht wahr, du willst nicht, dass ich mitgehe", brüllte er noch wütender und trat gegen die Tür. „Die Frau N braucht nicht zu kommen, ich gehe mit."

Er konnte auch aggressiv werden, zum Beispiel wenn das Telefon klingelte und ich den Anruf annehmen wollte, durfte ich manchmal nicht telefonieren. Ging ich trotzdem zum Telefon, kam er und schlug mir auf die Hände. Ich reagierte darauf erschrocken und ging in mein Zimmer.

Nach einer Weile kam er zu mir, er hatte den Vorfall vergessen, während ich noch ganz aufgeregt und böse auf ihn war. Ich wollte mit ihm über das Geschehene sprechen, aber er ging ins Wohnzimmer, sagte gar nichts mehr und zog sich in sich selbst zurück. Ich brauchte einige Zeit, um ihm in Ruhe wieder zu begegnen.

Andere Kranke sagen und reagieren gar nicht mehr auf unsere Ansprache. Sie starren in die Luft oder auf den Tisch, sie verkrampfen ihre Hände, trippeln mit den Füßen, stecken alles, was in ihrer Nähe fassbar ist, in den Mund.

Das sind einige Verhaltensweisen, die auftreten können und die sich unaufhaltsam verändern. Wenn wir keinen Weg zu diesen Menschen finden, vegetieren sie vor sich hin.

Bei einer Demenzerkrankung kann nicht vorausgesagt werden, wie sie verläuft. Die ersten Anzeichen zeigen sich oft in Stresssituationen, z. B. beim Warten im Wartezimmer, auf den Bus, an der Kasse im Einkaufszentrum. Die Kranken haben Angst. Stellen Sie sich vor: Sie stehen morgens auf und wissen nicht mehr, wo die Toilette ist! Sie erkennen Ihre Wohnung nicht mehr! Sie wollen nach Hause! Wo ist dieses Zuhause?

Viele Demenzkranke verspüren eine innere Unruhe. Sie wollen weg, wissen aber nicht, wohin. Wenn sie die Möglichkeit haben, dann laufen sie ziellos davon. Da ist es ihnen gleich, welche Kleidung sie tragen, auch im Schlafanzug, nur weg, eine innere, nicht zu erklärende Unruhe treibt sie an.

Das Zusammenleben kann für den gesunden Partner zur Qual werden. Wir wollten doch zusammenbleiben, „bis dass der Tod uns scheidet“, aber ist dieser Partner noch mein Mann, meine Frau? In welcher Welt lebt er oder sie?

Die Diagnose Demenz erhielt ich sieben Jahre vor dem Tod meines Mannes. Ich kannte die Krankheit nicht, weder die Symptome am Anfang, den Verlauf, noch das Ende. Ich machte viele Fehler, ich konnte sein Tun nicht verstehen. Das war nicht mehr mein Mann, er war nicht mehr der liebevolle Partner, der Freund und fürsorgliche Kamerad. Das gemeinsame Planen und Absprechen unseres Lebens war nicht mehr gegeben.

Ein Zufall zeigte mir einen Zugang zu meinem Mann. Wie gewöhnlich fragte er mich an einem Morgen: „Was haben wir heute für einen Tag?“ Ich wusste es in diesem Moment auch nicht und sagte ihm das: „Ich weiß es auch nicht. Komm, wir gehen zum Kalender und schauen gemeinsam nach.“ Er schaute mich ganz zufrieden an, nahm meine Hand und wir gingen Hand in Hand zum Kalender. Dort zeigte ich mit dem rechten Zeigefinger auf das Datum und den passenden Wochentag - Mittwoch.

Mein Mann nahm mich in den Arm, was schon lange nicht mehr geschehen war, und fragte mich: „Wann fahren wir wieder auf Urlaub?“ Ich holte tief Luft und antwortete spontan: „Ostern.“ Er nickte, nahm eine Illustrierte und meinte: „Ich suche mir einen Ort aus.“ Dann fragte er: „Wann fahren wir?“ Ich antwortete: „Ostern.“ Der kleine Augenblick von alter Vertrautheit war schnell verschwunden.

Ich bin Dozentin für Montessori-Pädagogik, ich hatte mit Kindern, die in einem Sozialen Brennpunkt wohnten, gearbeitet und vielen helfen können, indem sie lernten, selbstständig zu werden. Wir versuchten, ihnen Selbstständigkeit zu ermöglichen, ihnen Freude beim Lernen zu vermitteln und ihnen zu zeigen, dass sie für uns wertvolle, einzigartige Menschen sind.

Ein sehr wichtiger Grundsatz von Maria Montessori lautet: „Hilf mir, es selbst zu tun, dann hilfst du mir, ich selbst zu bleiben."

Um diese Hilfe dem Demenzkranken, dem Behinderten, den Senioren zu geben, muss ich durch Beobachten feststellen:

- was kann er noch
- was möchte er noch
- wie kann ich seine Selbstständigkeit erhalten oder seine Motorik stärken.

Zum Beispiel ließ ich bei einem Schreiner einen aus Holz gefertigten Kalender herstellen. Täglich konnten mein Mann und ich zusammen einen Holzzeiger nach rechts weiterschieben und sahen den Namen des Tages, das Datum und den Monat. Um die Monatsnamen im Spiel zu wiederholen, erstellten wir ein Jahreskreis-Spiel. (Siehe Bewegungsanalysen im Abschnitt Praxis)

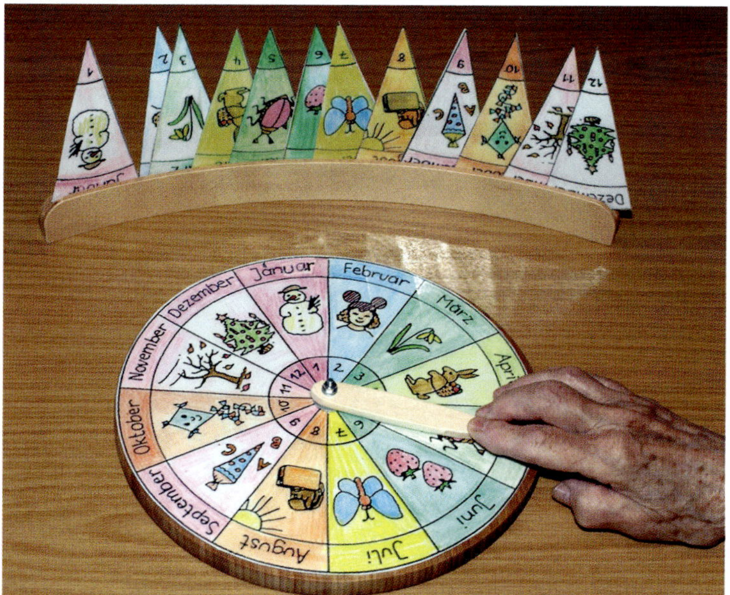

Um den Demenzkranken zu verstehen, müssen wir den möglichen Verlauf der Krankheit kennen und den Kranken beobachten. Wo sind noch Kompetenzen, was macht dem Patienten noch Freude, belebt sein Selbstwertgefühl und stärkt die Würde dieses einmaligen Menschen, der mir anvertraut ist?

Maria Montessoris Pädagogik beruht auf:

- Beobachtung
- Hilfe zur Selbsthilfe anbieten
- mehrere Möglichkeiten ausloten
- Interessen berücksichtigen
- Wahlmöglichkeit geben
- Ansprachen dem Wohl und Stand des Patienten anpassen
- ruhige, einfache Sprache, dabei die Konsonanten deutlich aussprechen
- bei Schwerhörigkeit nicht schreien, sondern langsam und deutlich die Mundbewegungen beim Sprechen zeigen.

Manchmal träumen die Kranken oder glauben, Angehörige zu sehen, oder leiden unter Halluzinationen. Auch das können krankheitsbedingte Erscheinungen sein.

Was kann das Zusammenleben verbessern?

Was kann der Partner oder Angehörige tun, um das Zusammenleben mit dem Behinderten, dem alternden Senior oder Demenzkranken für beide Seiten erträglicher zu machen?

1. Ändern Sie Ihre Einstellung zur Krankheit.
   Der Kranke ist nicht böse, er ist **krank!** Er versteht sich oft selbst nicht mehr und wird von **Angst** gepeinigt.
   Er braucht Liebe und Verständnis, jeden Tag neu, ohne an gestern zu denken. Was gestern war, hat der Kranke längst vergessen.
   Heute und jetzt braucht er Sie und Ihre Hilfe und Zuwendung!

2. Behandeln Sie den Kranken jederzeit mit Respekt und mit liebevoller und geduldiger Gelassenheit.
3. Sprechen Sie mit dem Kranken ruhig und verständlich, schreien Sie ihn nicht an, das erzeugt nur noch mehr Angst.
4. Gestalten Sie die Gespräche so, dass am Ende eine positive Erinnerung bleibt.
5. Geben Sie dem Kranken die Möglichkeit, seine Tätigkeiten selbst zu entscheiden, so lange das Potenzial dazu vorhanden ist.

Die freie Wahl der Tätigkeit ist der Beginn der Würde des Menschen.
Maria Montessori

Praktische Vorschläge im Umgang mit Demenzkranken

Da der Demenzkranke zuerst das Kurzzeitgedächtnis verliert, weiß er nach kurzer Zeit nicht mehr, was er vorher gesagt oder getan hat.

Ein Beispiel: Ein demenzkranker Mann geht mit seiner Frau zum Einkaufen in einen größeren Laden. Er schiebt den Einkaufswagen, seine Frau sucht die nötigen Lebensmittel und Waren aus. Er ist zunächst friedlich und umgänglich. Plötzlich bleibt er an der Fleischtheke stehen, legt mehrere verpackte Fleischportionen in den Einkaufswagen, dreht sich um und füllt den Einkaufswagen wahllos mit Waren, die gar nicht oder zur Zeit nicht gebraucht werden. Die Frau kommt mit einem Paket Butter und sieht ihren Mann, der den schon fast vollen Einkaufswagen weiterhin füllt. Sie spricht ihren Mann an. Dieser hört nicht, er ist beschäftigt, lächelt zufrieden und ist ganz erstaunt, dass seine Frau mit ihm schimpft. Als seine Frau anfängt, die Lebensmittel, die nicht gebraucht werden, wieder in die Regale zu legen, reißt er ihr die Sachen aus der Hand und schreit: „Die

Sachen brauch ich alle, ich habe Hunger und du gibst mir nichts zu essen. Ich habe immer Hunger."

Um den Einkaufswagen versammeln sich sehr schnell Neugierige, einige beschimpfen den tobenden Mann, andere meinen, die Alte sei eine Hexe, der arme Mann müsse hungern.

Die ältere Frau steht da, hat Tränen in den Augen und weiß nicht mehr weiter. Am liebsten würde sie Mann und Einkaufswagen stehen lassen, um schnell zu flüchten. Ein Fremder spricht den Mann an, der Kranke konzentriert sich auf den Fremden, lässt den Einkaufswagen und seine Frau stehen, hat offensichtlich den Vorfall vergessen und freut sich über die vielen Menschen, die um ihn herum stehen. Und die jetzt plötzlich vermuten, dass dieser Mann vielleicht getrunken hat.

Diese Gemütsschwankungen sind erklärbar. Das Kurzzeitgedächtnis funktioniert nicht mehr. Wenn der Kranke abgelenkt wird oder etwas Neues sieht oder hört, sind die vorausgegangenen Begebenheiten vergessen.

Wenn der Demenzkranke etwas behauptet, schimpft, schreit oder sich verkriecht – dann ablenken! Z. B.: „Hast du draußen den Vogel gesehen? Hat das Telefon geklingelt? Das Essen ist fertig, möchtest du essen? Weißt du schon, dass unser Enkel heute kommt?"

Noch besser ist es, wenn weitere Angehörige oder Freunde, Bekannte aber auch Fremde den Demenzkranken in solchen Situationen ansprechen, wenn der Fremde einfach nur fragt: „Kennen wir uns nicht?"

Ruhe ausstrahlen, nicht widersprechen, sondern ablenken!

Leben mit Demenzkranken

Demenz im Anfangsstadium zu erkennen, ist sehr schwer. Vor allem bei älteren Menschen, die in allen Tätigkeiten langsamer und bedächtiger sind, manchmal die Brille suchen, einmal vergessen, eine Türe zu schließen. So fällt es zunächst nicht auf, dass der Partner oder die Partnerin heute schon viermal gefragt hat: „Was machen wir heute?"

Ein Beispiel aus meiner Erfahrung mit meinem Mann:

Wir hatten den Tag geplant, aber nach einiger Zeit kam die Frage: „Müssen wir heute einkaufen?“ Wir hatten eigentlich verabredet, unsere Tochter zu besuchen. Ich staunte und sagte: „Wir wollten doch nach Mettmann, die Kinder besuchen!“ Keine Antwort.

Wir fuhren also nach Mettmann. Alle freuten sich über das Wiedersehen. Nach einiger Zeit sagte mein Mann: „Wo sind wir hier, wo hast du mich hingebracht?“ Unsere Tochter rief erstaunt: „Papa, du bist doch bei uns!“ Er fragte leise: „Was will die Frau von mir?“ Ich war verwirrt und sagte zu unserer Tochter: „Dein Vater hat schlecht geschlafen.“ Er antwortete: „Ja, ich habe schlecht geschlafen“, benahm sich dann wieder fast normal und sie atmete auf.

Die nächsten Tage gingen ohne Zwischenfälle vorüber. Ich sagte mir: „Wer weiß, wie ich reagiere, wenn ich so alt bin, wie mein Mann jetzt ist.“

Kurze Zeit später besuchte ein Freund meinen Mann. Die Männer unterhielten sich angeregt über alte Zeiten. Plötzlich stürmte der Freund zu mir in die Küche: „Was ist mit ihm los? Der hat mich angeschrien, ich soll gehen, ich bin schuld, wenn es Krieg gibt. Dabei habe ich nur im PC nachgeschaut, ob Fortuna-Düsseldorf Sonntag das Fußballspiel gegen Mönchengladbach gewonnen hat.“

Ich entschuldigte mich bei dem Freund, er ging und ich blieb sehr nachdenklich zurück.

Am nächsten Tag schilderte ich das Erlebte telefonisch unserem Hausarzt, der meinen Mann schon 30 Jahre kannte. Der Arzt beruhigte mich und meinte: „Das ist das Alter, das wird noch schlimmer.“ Mit dieser Auskunft war ich nicht zufrieden.

Ich kaufte Bücher und las das erste Mal bewusst, was Alzheimer-Demenz ist. Ich holte mir Rat bei einer Psychologin für ältere Menschen. Sie erklärte mir die Krankheit:

Dass Menschen mit Demenz ihr Gedächtnis verlieren und dass der Verlauf der Krankheit sehr unterschiedlich ist.

Wie die Kranken behandelt werden sollen, wie die Angehörigen mit ihnen umgehen können und sollen, konnte mir keiner sagen.

So machte ich bei meinem Mann sehr viele Fehler, indem ich ihn verbesserte, wenn er etwas Falsches sagte, oder wenn er etwas verneinte und Falsches behauptete.

Da die Krankheit mit dem Verlust des Kurzzeitgedächtnisses beginnt, hat der Kranke in kurzer Zeit vergessen, was er gefragt, gesagt oder behauptet hat, sodass ablenken, beruhigen, ein neues Thema anschneiden, den Patienten beruhigt und es nicht zu lauten Diskussionen und Handgreiflichkeiten kommen muss.

Wenn der Partner in dieser Phase seiner Krankheit ist, sollten sich die gesunden Partner nicht in ihrer Wohnung zurückziehen, sondern Angehörige und Freunde wie gewohnt einladen oder mit dem Kranken Besuche machen. Wichtig ist nur, dass die Verwandten und Freunde von der Krankheit und der Möglichkeit eines plötzlichen, unverständlichen Verhaltens des Kranken wissen. Notfalls wäre es ratsam, Beschäftigungsmaterial, das dem Kranken bekannt ist, immer bereit zu haben. So werden auch die Partner der Kranken nicht isoliert.

Ich habe am Anfang der Demenzerkrankung meines Mannes noch eine Schifffahrt mit ihm unternommen. Am Anfang berichtete ich dem Stuart von der Krankheit, alle Bediensteten waren informiert. Sie begegneten meinem Mann respektvoll, halfen, wenn nötig, und keiner lachte über ihn. Im Gegenteil, sie hörten ihm zu, auch wenn er seine Geschichten schon öfters erzählt hatte.

Mit fortschreitender Krankheit wird die Umgebung der Betroffenen weitgehend von den noch vorhandenen Erinnerungen geprägt. Sie leben mit den alten Erinnerungsbildern der erlebten, vergangenen Zeit und so verhalten sie sich auch.

Ein Kranker, der regelmäßig die Tagesstätte für Senioren und Demenzkranke besuchte, meinte immer, er gehe zum Sport, und brachte jedes Mal Turnschuhe und Turnhose in einem Beutel mit.

Das Leben in der Vergangenheit gibt den Kranken Halt und Sicherheit.

Die Würde des Menschen ist unantastbar.

Grundgesetz der Bundesrepublik Deutschland, Artikel 1, Absatz 1

Verständnis für die Kranken

– ein Wort an Sie in der Altenpflege

Die Arbeit, das Zusammenleben, das Pflegen von Senioren und Demenzkranken fordert den ganzen Menschen: Geduld, Liebe, Verständnis, gewissenhafte und gekonnte Pflege, am besten vier Beine, sechs Arme und sechs Hände. Und Augen, die am besten in alle Richtungen, nach links und rechts, vorne und hinten gleichzeitig sehen sollten. Und Ohren, die alle lauten und leisen Geräusche wahrnehmen und blitzschnell die Richtung erkennen. Und jemanden, der schnellstens alles wieder richten kann.

Es fehlen Mitarbeiter in fast allen Alteneinrichtungen. Stresssituationen sind vorprogrammiert. Trotzdem sollte man versuchen, soweit wie möglich die Ansprüche der Senioren zu berücksichtigen.

Die Arbeit mit Senioren, Behinderten und Demenzkranken ist nicht einfach. Sie fordert viel Wissen über die Krankheit, besonders die Demenzkranken benötigen außer der Pflege viel Zuwendung.

Mit einem freundlichen „Guten Morgen" kann ich für den kommenden Tag Sonne mit in den Raum bringen. Ein liebes Wort zur rechten Zeit tut allen Menschen gut und erst recht den Senioren, und es macht keinen Stress. Sie, als ausgebildete Altenpfleger, kennen das manchmal unbegreifliche Verhalten der Demenzkranken, ihre innere Unruhe, ihre Aggressivität oder ihren Rückzug aus der Umwelt. Diese Krankheit verändert die Menschen. Sie verstehen manchmal selbst nicht, was mit ihnen geschehen ist. Dabei sind sie sehr sensibel und verletzlich und verstehen oft nicht, warum man so laut mit ihnen spricht. „Was habe ich nun wieder falsch gemacht?", fragen sie sich.

Da Demenzkranke sehr schnell vergessen, was sie vor einigen Minuten gesagt haben, ist es möglich, dass sie kurze Zeit später ganz anderer Meinung sind.

Es ist daher am besten, ihren Behauptungen nicht zu widersprechen und sie zu nichts zu zwingen, sondern sie einfach abzulenken. Ein neues Thema kann die Stimmung wieder erhellen. Ständiger Widerspruch oder Zwang verschlechtern den Gesamtzustand der Kranken, auf solches Verhalten reagieren sie mit Angst, Rückzug (Ich sage gar nichts mehr!) oder aggressiv.

Was ist für mich Stress?

Eine Krankenpflegerin erzählt:

Mein Dienst beginnt morgens um 7.00 Uhr. Ich bin immer etwas früher im Dienst, damit ich mich in Ruhe umziehen kann. Kaum in der Wohngemeinschaft angekommen, läutet das Telefon. Eine Kollegin meldet sich krank. Die Stationsschwester kommt angerannt: „Schnell, wir müssen uns beeilen. Unser Praktikant hat heute Schule. Zwei Mitarbeiter fehlen also heute. Die übrigen sausen über den Flur. Sie kommen abgehetzt in die Zimmer. Die Bewohner bemerken, dass alles heute unter Zeitdruck geschehen muss. Die Schwestern machen so schnell wie möglich ihre Arbeit: waschen, anziehen, Betten machen und, und, und. Eine Bewohnerin hat eine Frage. Antwort: „Ich habe keine Zeit!" Die Bewohnerin bleibt enttäuscht und unverstanden zurück. Bei jedem Kranken das Gleiche, alle sind verunsichert. Im Frühstücksraum sitzen alle dann sprachlos und essen mit wenig Hunger.

Der Stress überträgt sich auf alle - hätte man das verhindern können? Vielleicht mit einer freundlichen Ansprache wie: „Guten Morgen, Frau Z, entschuldigen Sie bitte, wenn ich mich heute beeilen muss, aber Schwester M ist krank und unser Zivi hat Schule. So müssen wir die Arbeit von Schwester M ebenfalls machen."

Selbst wenn die Kranken das nicht verstehen, werden die freundlichen Worte und das ganze Verhalten sie beruhigen.

Eine weitere Situation, die täglich passieren kann:

Ein Pfleger hat Herrn X gerade gewaschen, angezogen und gefragt, ob er noch einen Wunsch hat. Der Kranke verneint. Der Pfleger beginnt mit der Morgenpflege der nächsten Patientin. Nach kurzer Zeit klingelt der gerade verlassene Patient. Was tun?

Wie reagieren Sie?

1. Das ist Herr X, da war ich gerade, der soll warten.
2. Sie sagen ihrer Patientin: „Entschuldigen Sie bitte, Herr X hat geklingelt, obwohl ich gerade bei ihm war. Ich schaue kurz nach ihm und komme dann so schnell wie möglich zu Ihnen zurück."
3. Sie ärgern sich, weil Herr X schon wieder klingelt. Sie waren doch gerade bei ihm, jetzt muss er warten.
4. Nachdem die zweite Kranke fertig ist, gehen Sie schnell zu Herrn X: „Was ist denn los, ich war doch eben bei Ihnen. Sie sind nicht alleine hier im Haus."
5. Sie gehen lächelnd ins Zimmer: „Hier bin ich. Kann ich etwas für Sie tun? Habe ich etwas vergessen?"

Zu 1. Wie reagieren Sie, wenn Herr X wirklich dringende Hilfe bräuchte? Hat er Schuld, obwohl er nach einigen Minuten nicht mehr weiß, dass Sie da waren? Wie fühlen Sie sich dann?
Zu 2. Sind Sie zu Herrn X gegangen und haben ihn gefragt, was er braucht? Sind Sie danach zur zweiten Bewohnerin zurückgegangen, ohne den eigenen Stress zu zeigen?
Zu 3. Sie haben sich geärgert. Der klingelt schon wieder und die Kranke muss warten. Sie überlegen sich Sanktionen für Herrn X und die zweite Bewohnerin bekommt Ihre Reaktion mit.
Zu 4. Sie haben sich noch nicht beruhigt und es ärgert Sie immer noch. Den Ärger müssen Sie loswerden, obwohl Herr X schon wieder alles vergessen hat.
Zu 5. Im Interesse von Herrn X haben Sie genau überlegt, was er jetzt braucht. Sie erwähnen gar nicht, dass Sie eben erst da waren, sagen ihm einige freundliche Worte und verlassen den Raum mit fröhlichem Winken.

Für welche Reaktion haben Sie sich entschlossen? Welche Reaktion hilft dem Patienten und baut ein wenig Stress ab? Welche Möglichkeit hilft dem Bewohner?

Viele demenzkranke Menschen sind von Ängsten geplagt, sie können keine lauten Stimmen und Geräusche vertragen. Silvesterknaller erinnern an den Krieg, undefinierbare Geräusche verunsichern die Kranken. Krimis und Kriegsberichte versetzen manche Senioren zurück in die erlebte Kriegszeit.

Diese Kriegsjahre schlummern oft unverarbeitet in den hochbetagten Senioren und können sich eines Tages in gewalttätigem oder depressivem Verhalten äußern.

Senioren sind nicht böse und gewalttätig, sie sind weise und auf vielen Gebieten erfahren. Sie tragen aber auch die Last eines langen Lebens und oft ein Kriegstrauma mit sich, das nie wirklich mit Hilfe anderer aufgearbeitet wurde. Diese Menschen brauchen Respekt und verständnisvolle Liebe von jedem Betreuer und Pfleger.

Viele Pflegekräfte sind bei ihrer Tätigkeit überlastet, ihr Zeitlimit ist so eng begrenzt, dass kaum Zeit bleibt, bei Bedarf mit einem Patienten ein Gespräch zu führen. Es wäre wichtig, dass für unsere Senioren genug Personal zur Verfügung steht, damit die Betreuer, wenn nötig, mit den Bewohnern reden und diese auch trösten können, sodass eine familiäre Atmosphäre entstehen kann. Die Pflegekräfte sollten anerkannt sein und eine angemessene Vergütung bekommen. Alle Betreuer, die mit Geduld und Liebe unseren Senioren zur Seite stehen, sollten geehrt werden. Nur dann können wir verhüten, dass die Betreuer unter Stress und körperlicher Überforderung arbeiten müssen.

Eines sollten Sie immer bedenken: Wenn eine Begegnung mit einem Kranken nicht so gut gelaufen ist, wie Sie es vielleicht möchten - die Chance auf einen neuen Anlauf gibt es immer.

Die Ruhe dazwischen weckt ungeahnte Kräfte.

Gernot Candolini

Praxis

Wichtige Aspekte der Praxisarbeit

Die Montessori-Pädagogik hat einen ganz speziellen Ansatz der Wissensvermittlung. Der Lehrer, der Therapeut, kontrolliert nicht das Wissen, sondern seine Aufgabe besteht darin, dem Senior, dem Kranken oder dem Demenzkranken zu helfen, Kontakt zu Übungsmaterialien zu bekommen, um bestimmte Tätigkeiten, die Grundlagen zur Selbstständigkeit sind, zu üben.

Wenn die Beweglichkeit der Hände nachlässt, leidet die Eigentätigkeit des Kranken. Alles wird schwierig oder unmöglich: sich anziehen, sich mit Getränken und Essen versorgen, alleine aufstehen, gehen, sich pflegen, waschen und kämmen - alle Bewegungen, die von und mit den Händen durchgeführt werden. Um diesen Prozess zu verhindern oder die Bewegungen neu zu erlernen, sollten bestimmte Materialien den betroffenen Patienten angeboten werden.

Es kann hier zum Teil bekanntes Montessori-Material verwendet werden, aber auch verändertes, den Gegebenheiten angepasstes Montessori-Material, einfache Gegenstände des täglichen Gebrauches, Bastel- und Spielmaterial. Die Vorlagen zu Übungen und Spielen sollten laminiert sein, damit sie gereinigt werden können.

Montessori-Material ist für Senioren gut geeignet. Es kann von Gruppen genutzt werden oder man beschäftigt sich alleine damit. Darüber hinaus können Sie in der Familie viele Alltagsgegenstände für Ihre Kranken verwenden. Wenn die Kranken merken, dass sie noch Tätigkeiten durchführen können, wollen sie oft nicht mehr aufhören damit. Manche Beschäftigungen können gemeinsam durchgeführt werden. Es macht auch dem Partner Freude, wenn der Lebenspartner kleine Spiele mitmacht.

Wenn der Kranke einiges nicht mehr kann, sollte man unaufgefordert diese Tätigkeiten wie selbstverständlich durchführen. Wir machen alle Fehler. Ich kann auch vieles nicht. Wir sollten das mit einbeziehen: auch ich muss üben, auch ich muss oft nachschauen, welcher Tag heute ist.

Behauptet der Kranke Dinge, die unmöglich und unglaublich sind, dann nicht darüber streiten, sondern ablenken, ein anderes Thema finden oder einfach sagen: „Ich glaube, du hast recht. Wir schauen beide nach." Die Kranken brauchen diese Bestätigung.

Nach Beobachtung jedes einzelnen Patienten sollte für jeden die passende Umgebung und adäquates Material zur Verfügung stehen, um ihm die freie Wahl zwischen verschiedenen motorischen Tätigkeiten zu ermöglichen. Kann der Patient aus unterschiedlichen Gründen sich nicht selbst entscheiden, werden ihm verschiedene Tätigkeiten vorgeschlagen.

Wir fragen: „Darf ich Ihnen zeigen, was man damit machen kann?" Mit langsamen Bewegungen zeigen wir den Umgang mit dem vorhandenen Material und fragen nach der Bewegungsanalyse: „Möchten Sie auch einmal probieren?"

Wichtig ist: Der Patient entscheidet!

Zur Erleichterung der gezeigten Tätigkeit bereiten wir für jeden Patienten die benötigte Umgebung vor. Das Material wird, nach den aufeinander folgenden Tätigkeiten geordnet, vor den Patienten gelegt, sodass die Reihenfolge der koordinierten Bewegungen dargestellt ist. Nach der Einführung und Zustimmung des Patienten, die Tätigkeit einmal zu probieren, lassen wir den Patienten allein, geben ihm Zeit und beobachten aus der Ferne.

Schafft der Patient die Aufgabe nicht, beenden wir dieses Angebot mit einfachen Bewegungen, die einem Erfolg gleichen. Jedes Angebot sollte in irgendeiner Weise positiv enden.

Wenn regelmäßige Treffen stattfinden und allmählich unterschiedliche Spiele oder Übungen angeboten werden, müssen bei jedem Treffen diese Materialien zugänglich sein, damit der Patient auswählen kann.

Da sich bei Demenzkranken das Erinnern und die Fähigkeit der Bewegungen von einer zur anderen Woche verändern können, muss auch diese Möglichkeit immer bedacht und dafür Sorgen getragen werden, dass jetzt - heute - für alle ein angemessenes Beschäftigungsmaterial vorhanden ist und dass alle zufrieden sind.

Das Ende unseres Treffens muss positiv sein. Alle Therapeuten und

Patienten sollten zufrieden sein und sich auf das nächste Beisammensein freuen. Eine kleine Geschichte oder ein bekanntes Lied rundet das gemeinsame Erleben ab.

Diese gemeinsamen Tätigkeiten reichen jedoch für die geistig-seelische Betreuung nicht aus. Regelmäßig und nach besonderem Bedarf sollte für die Patienten Einzeltherapie möglich sein, das ist besonders wichtig für Neuankömmlinge.

Bis sich die neuen Bewohner eingelebt haben, den Tagesablauf kennen und ihnen die Betreuer bekannt sind, wäre es hilfreich, wenn Verwandte oder Freunde sie öfters besuchen, um somit die Zeit des Einlebens zu erleichtern. In dieser Zeit kommt sehr oft die Frage: „Wann komme ich wieder nach Hause? Ich will nach Hause!"

Diese Frage muss je nach der Verfassung des Kranken sehr vorsichtig beantwortet werden.

Vorbereitete Umgebung

Nach genauer Beobachtung des Kranken - was kann er noch, welche Interessen hat er – richten wir einen überschaubaren, motivativen, nach Schwierigkeitsgrad geordneten Beschäftigungsplatz ein, an dem ungestört und konzentriert gearbeitet werden kann. Wichtig ist, für jede Tätigkeit den Bewohnern einen Beschäftigungsplatz vorzubereiten.

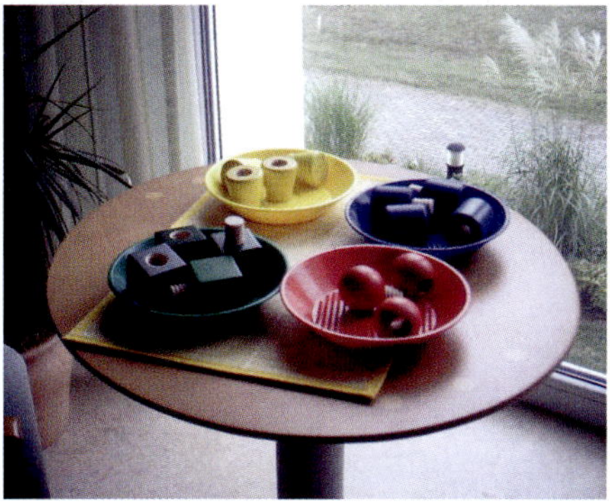

Alle Montessori-Materialien sowie adäquate, selbst hergestellte Spiele werden nach der von Montessori benannten „Bewegungsanalyse" gezeigt. Das heißt, ein komplexer Bewegungsablauf wird sehr langsam nachvollziehbar in kleinen Teilschritten vorgezeigt. Dabei wird nicht gesprochen, da sich die Aufmerksamkeit auf einen Sinn konzentrieren soll.

Zeigt der Patient an dem vorbereiteten Angebot kein Interesse, versuchen wir eine andere Beschäftigung zu vermitteln.

Ganz wichtig nach Montessori ist: Der Patient hat, so lange wie möglich, die freie Wahl der Tätigkeiten. Auch die Dauer eines Spiels oder einer Tätigkeit bestimmt der Patient. Es sollte immer mit einfachen Bewegungen begonnen werden und erst allmählich schwierigere Bewegungen durchgeführt werden, wenn der Zustand des Patienten das erlaubt.

Es ist wichtig, dass der Kranke die Tätigkeiten freiwillig durchführt.

Übungsziele

Die speziell auf die Bedürfnisse und Möglichkeiten der Kranken abgestimmten Übungen können folgende Fähigkeiten trainieren:

- Sensomotorische Bewegungen mit den Händen, besonders Daumen und Zeigefinger, Pinzettengriff
- Motorik der Hände üben
- Wiedererlernen bestimmter Handbewegungen
- Farben erkennen
- Zahlen wiederholen
- Selbstwertgefühl stärken
- Lebensfreude wecken
- Freude am eigenen Tun ermöglichen
- freiwillige Teilnahme an den Angeboten

Grundhaltung

- Wer Hilfe braucht, bekommt Hilfe.
- Wer traurig ist, wird getröstet.
- Wer Stille braucht, kann sich zurückziehen.
- Jeder kann wählen, was er spielen möchte.
- Wer möchte, kann alleine arbeiten.
- Jeder bestimmt sein eigenes Tempo.
- Wer eine Pause machen möchte, darf ausruhen.
- Wer mag, darf auch nur zuschauen.
- Keiner soll kontrollieren.
- Bei Konflikten nicht widersprechen, sondern ablenken.
- Mit normaler Lautstärke, langsam und deutlich sprechen und die Vokale betonen.
- Kleine, lustige Geschichten erhellen den Tag.

Personenzentrierte Beschäftigung: ein Grundgerüst der individuellen Kontaktgestaltung und des gemeinsamen Entstehenlassens.
Christine Riesler

Bewegungsanalysen

Es folgen Bewegungsanalysen, die auf die oben genannten Übungsziele abgestimmt und in der Praxis erprobt wurden.
Das Material ist zum Teil klassisches Montessori-Material, anderes wurde aus alltäglichen Haushaltsartikeln, Bastelzubehör und Spielmaterial zusammengestellt.

Die Bewegungsanalysen zeigen jeweils den Beginn einer Übung - die vorbereitete Umgebung mit dem benötigten Material und der Anordnung am Beginn - den Ablauf in einzelnen Schritten sowie das Ende einer Übung im Schlussbild.

Wäscheklammern

Vorbereitete Umgebung

- Wäscheklammern
- Pappteller

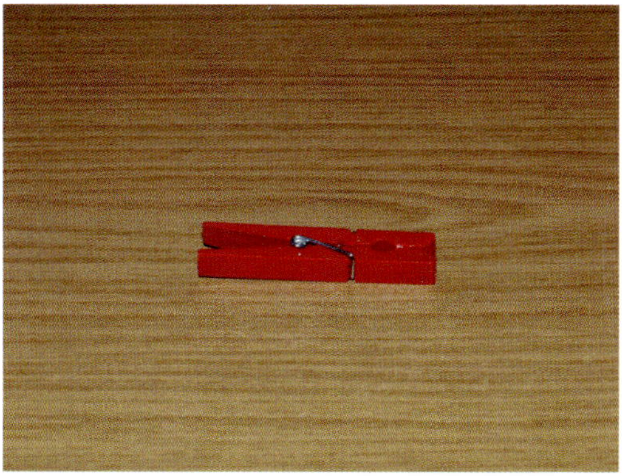

1.
Daumen und Zeigefinger der linken Hand öffnen.

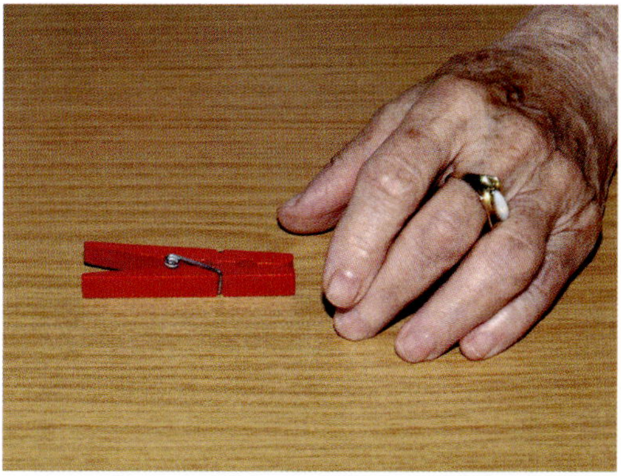

2.
Die Klammer mit beiden Fingern nehmen.

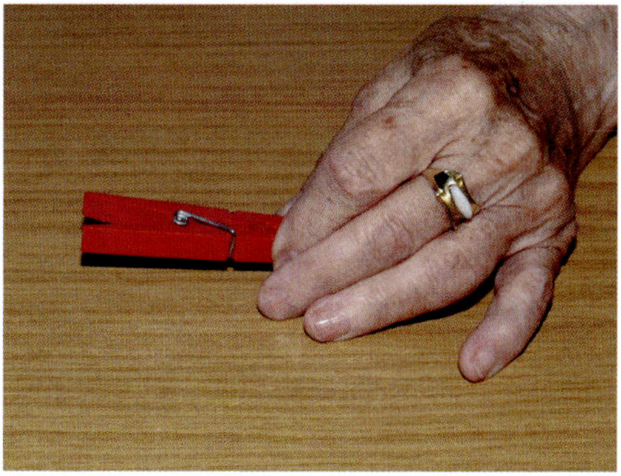

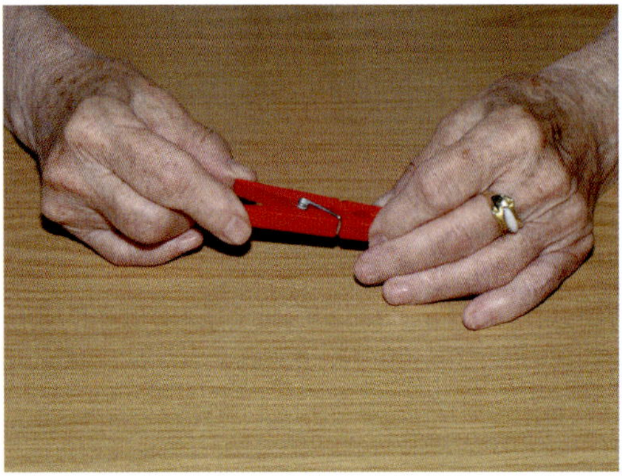

3.

Die Klammer mit Daumen und Zeigefinger der rechten Hand übernehmen.

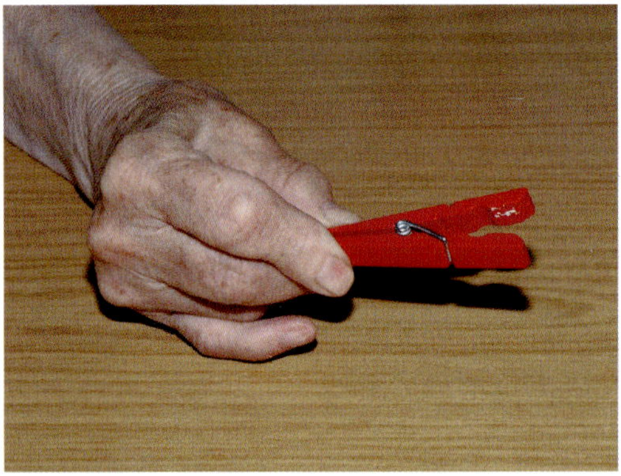

4.

Die beiden Enden der Klammer auseinanderdrücken.

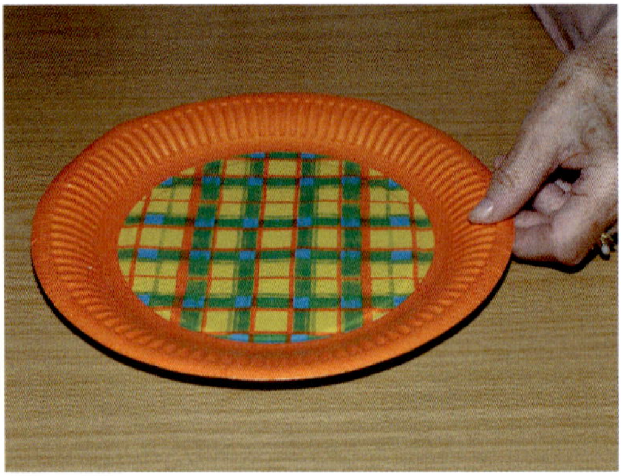

5.

Die linke Hand hält den Pappteller mit Daumen und Zeigefinger fest.

6.
Nun kann die Klammer auf den Teller geschoben werden.

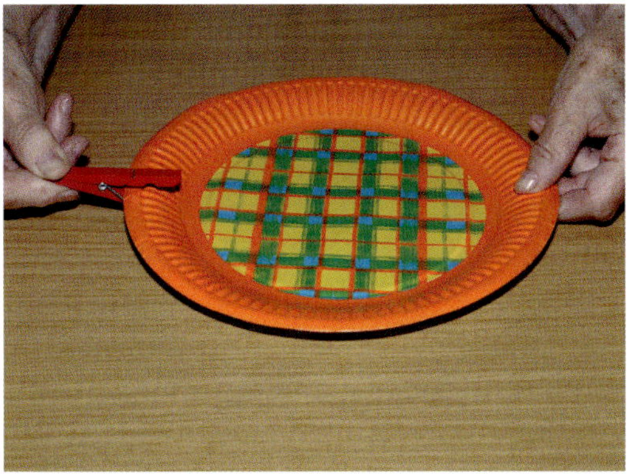

7.
Die Schritte 1 bis 6 wiederholen, bis der Pappteller rundum mit Klammern bestückt ist.
Es können auch Klammern in verschiedenen Farben abwechselnd verwendet werden.

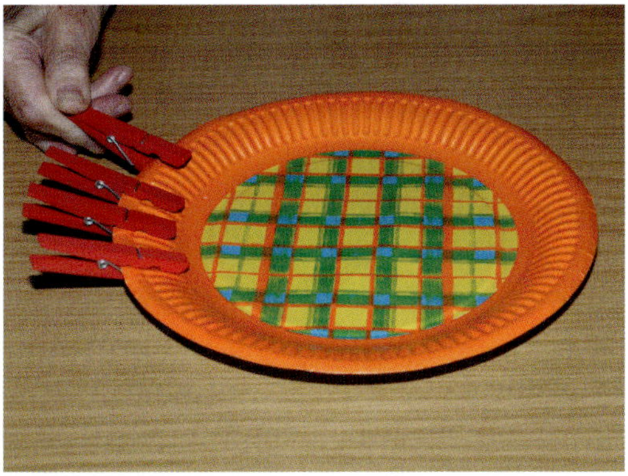

Schlussbild

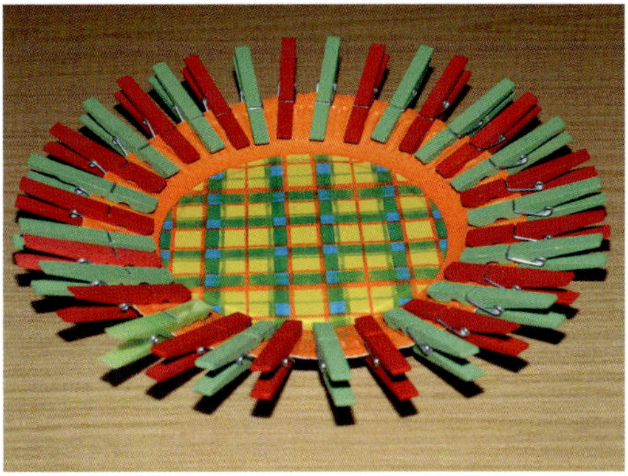

Farbkreis

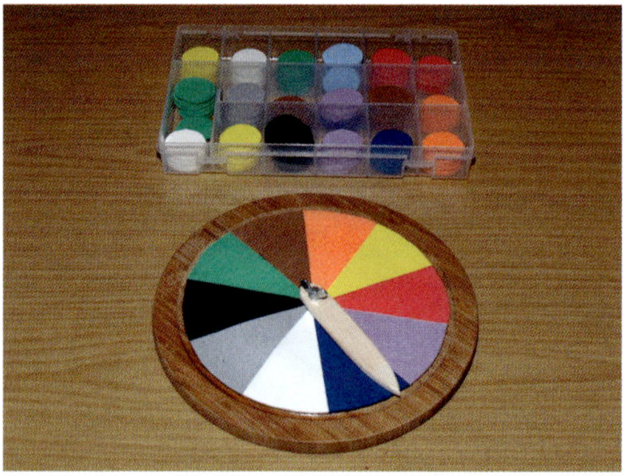

Vorbereitete Umgebung

- Farbkreis aus Moosgummi, auf einem Frühstücksbrett lose angeschraubt, mit einem Holzzeiger in der Mitte zum Drehen
- aus Moosgummi geschnittene Farbkreise

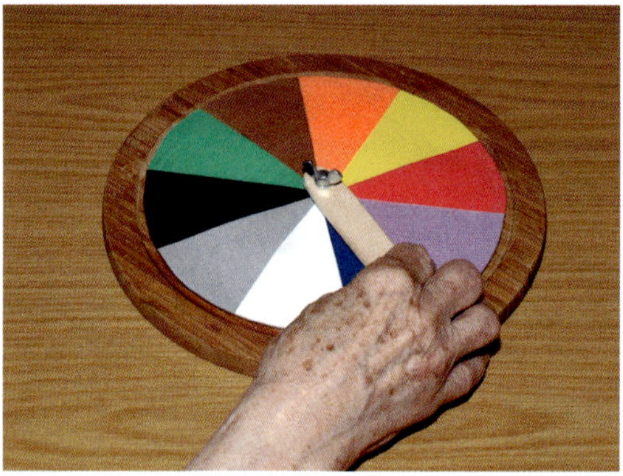

1.
Den Holzzeiger mit Zeigefinger und Mittelfinger anfassen und leicht anstoßen. Der Zeiger dreht sich und bleibt bei einer Farbe stehen.

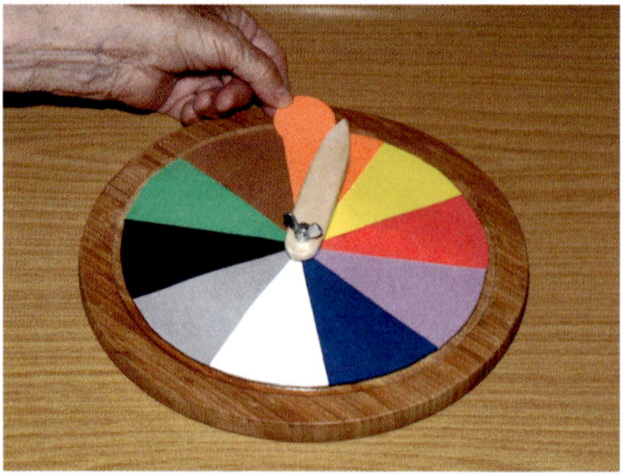

2.
Mit dem rechten Zeigefinger auf den neuen Stand des Zeigers tippen.

3.
Den passenden Farbkreis aus dem Farbkasten nehmen und vor sich hinlegen.

4.
Den Zeiger wieder drehen, weitere Farbkreise holen und sammeln.

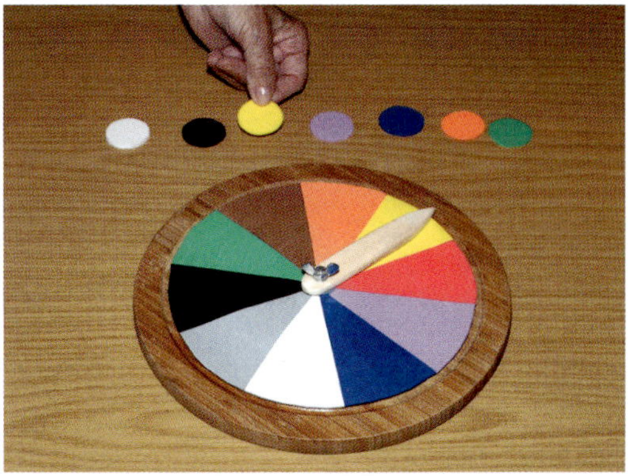

5.
Aus den gesammelten Kreisen ein Muster legen.

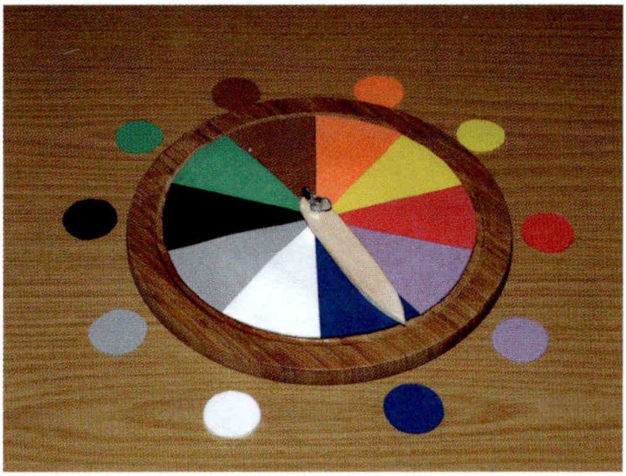

Abschluss:
Alle Farbkreise wieder nach Farbe in den Kasten sortieren.

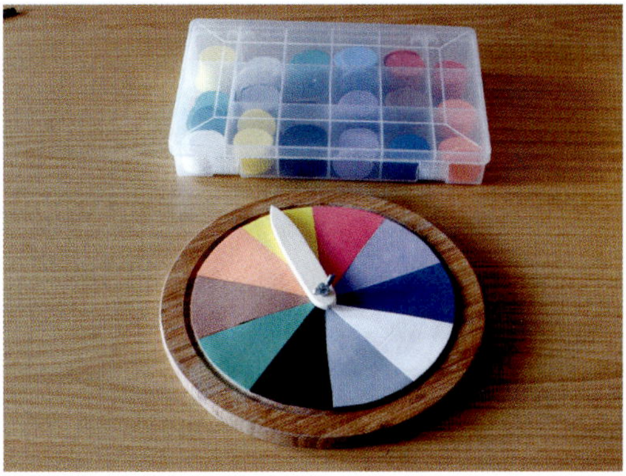

Jahreskreis

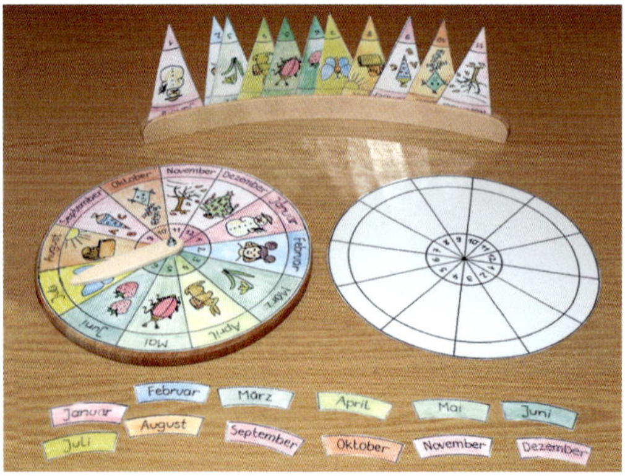

Vorbereitete Umgebung

- Holzteller mit farbigem Jahreskreis und Zeiger zum Drehen
- Monatskärtchen
- Kärtchen mit Monatsnamen
- weißer Kreis mit 12 Abschnitten, in der Mitte nummeriert von 1 bis 12

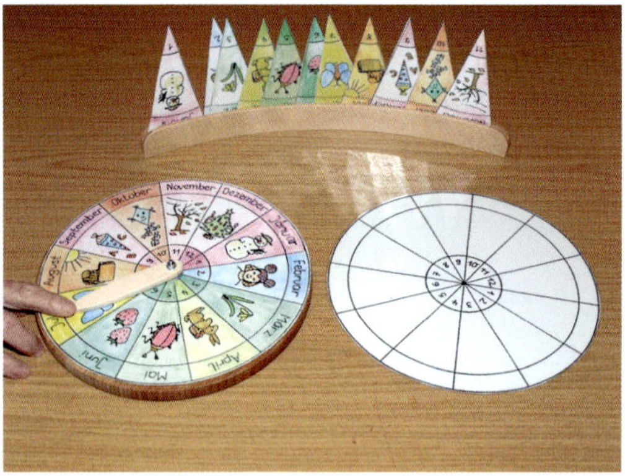

1.

Den Zeiger auf einen Monatsnamen des bunten Kreises richten.

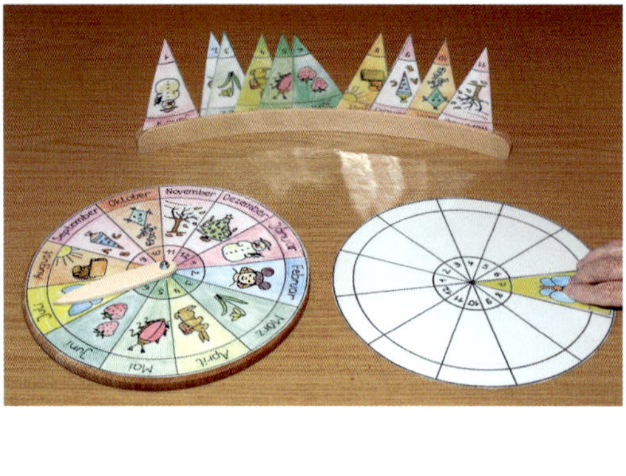

2.

Das passende Kärtchen suchen und auf den leeren Kreis legen.

3.
Nacheinander alle Dreiecke der 12 Monate auf den leeren Kreis legen.

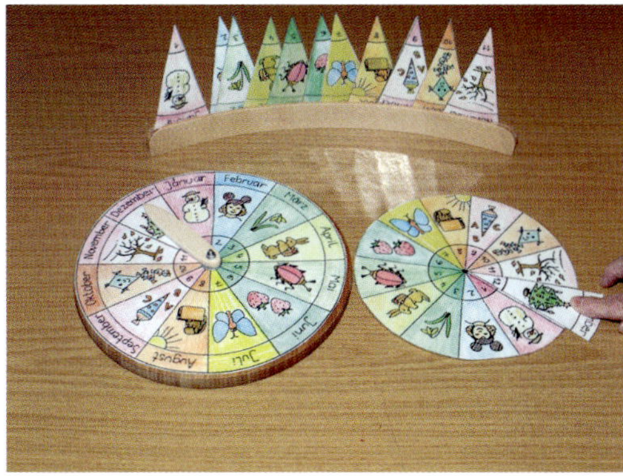

4.
Nun werden die Namen des jeweiligen Monats zugeordnet.

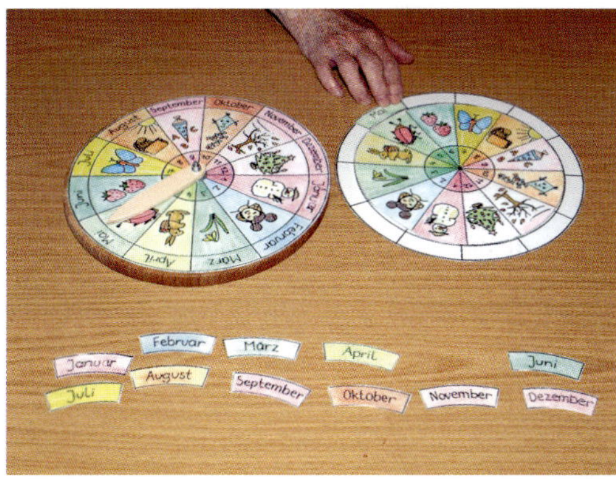

Schlussbild:
Der bunte Jahreskreis ist vollständig mit den Monatsnamen aufgelegt.

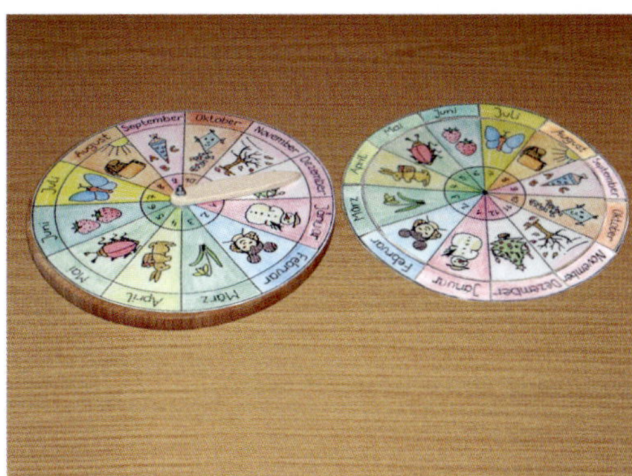

Als fortführendes Spiel können die Jahreszeiten aufgelegt werden.

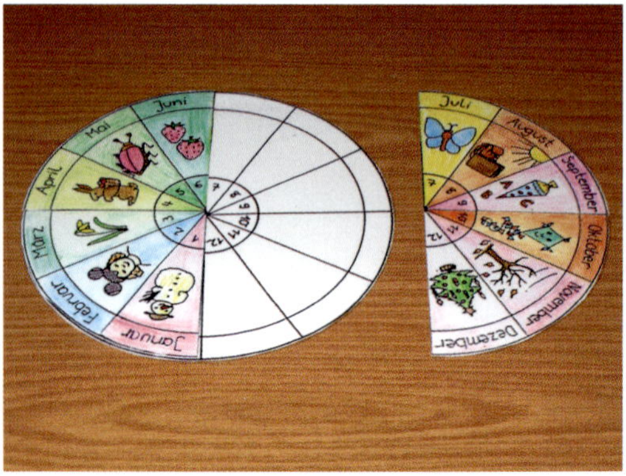

Hierbei ist der farbige Jahreskreis geteilt in die Viertel der Jahreszeiten.

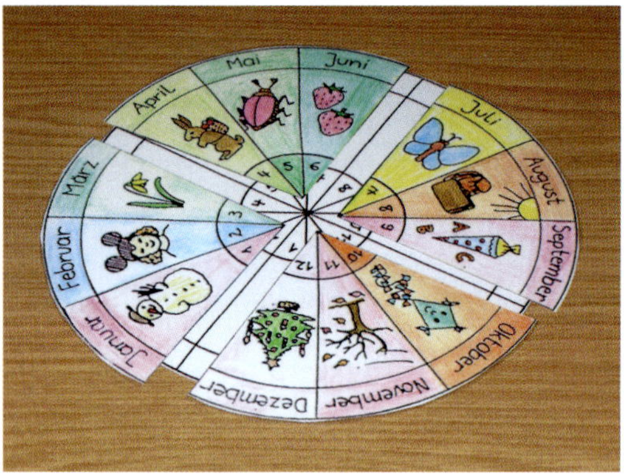

Wenn noch Interesse besteht, können die Jahreszeiten benannt werden. Gemeinsam wird überlegt, welche Monate zu Frühling, Sommer, Herbst und Winter gehören.

Welche Feste werden in den einzelnen Monaten gefeiert?

Bestimmte Bilder können betrachtet werden: Wie sieht ein Baum im Frühling, im Sommer, im Herbst und im Winter aus?

Übungen der Hände mit Spielfiguren

Vorbereitete Umgebung

- Blaue und rote Spielfiguren in je einem Körbchen, Säckchen zur Aufbewahrung der Figuren
- Würfel und Becher
- verschiedene Vorlagen mit blauen und roten Kästchen
- Unterlage

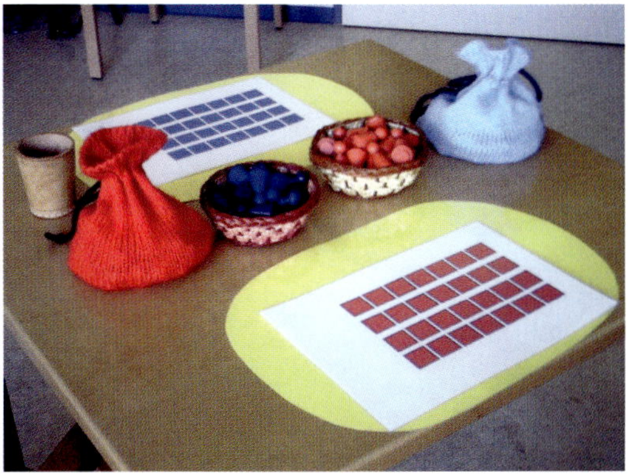

Dieses Spiel kann einfach selbst hergestellt werden. Man verwendet dazu blaue und rote Quadrate oder kleine Kreise. Zuerst wird nur mit einer Farbe gespielt, dann werden Muster mit den verschiedenen Farben vorgezeichnet.
Wenn die Handhabung bekannt ist, können die Spielfiguren auf der Rückseite der Vorlagen als eigene Muster aufgestellt werden.
Zur besseren Haltbarkeit und Reinigung sollten die Vorlagen laminiert werden.

1.
Mit Daumen und Zeigefinger eine blaue Figur nehmen und

2.
auf das erste blaue Quadrat stellen.

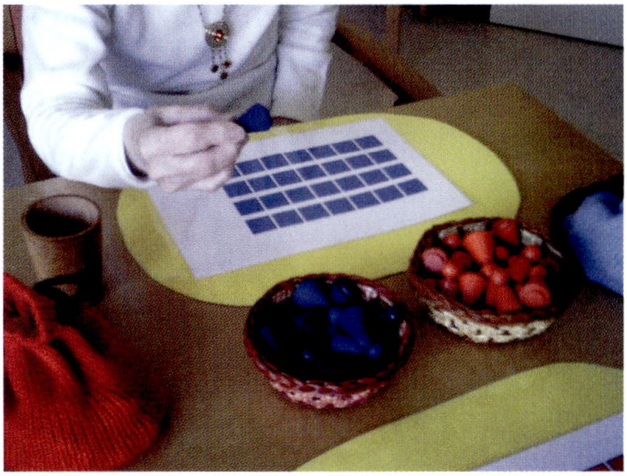

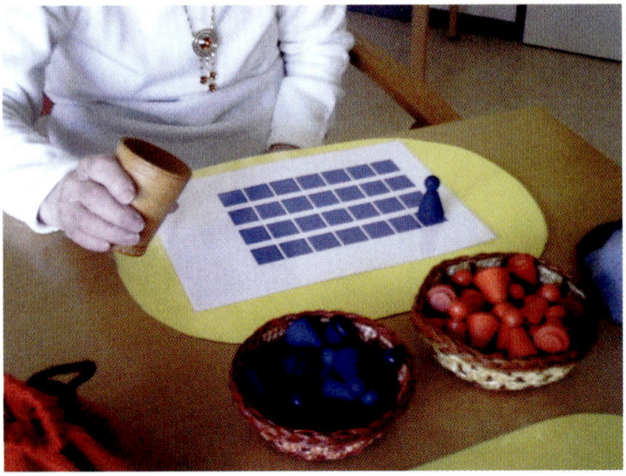

3.
Den Würfel in den Becher legen.

4.
Den Becher mit allen Fingern umgreifen.

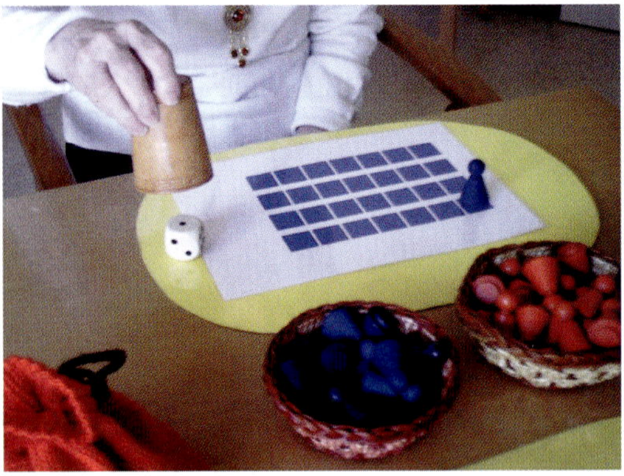

5.
Den Becher umkippen. Der Würfel fällt auf den Tisch und zeigt z. B. 1.

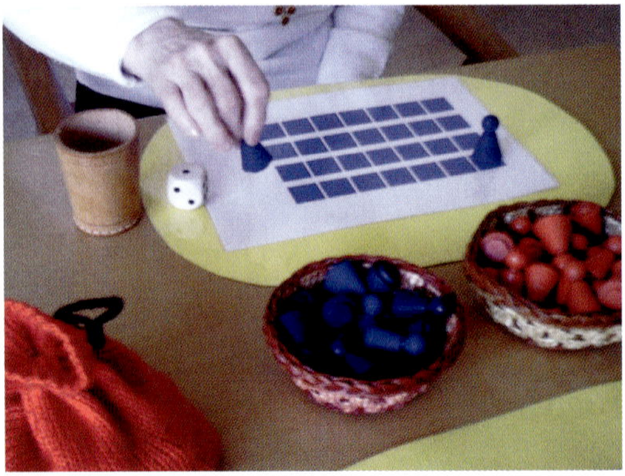

6.
Die jeweils gewürfelte Anzahl Spielfiguren aus dem Körbchen nehmen und auf die freien Felder stellen.

7.
So fortfahren, bis alle Felder belegt sind.

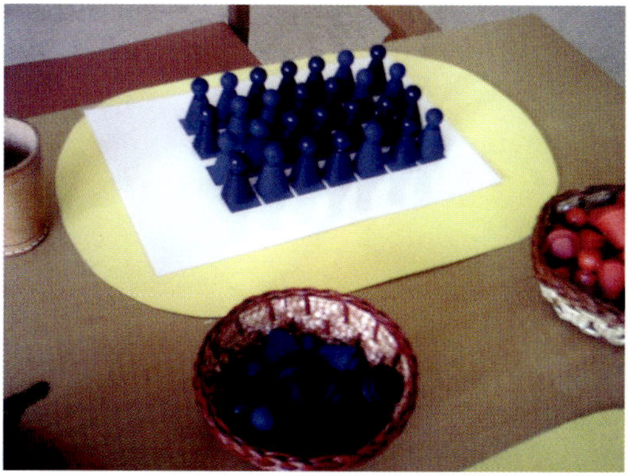

Variation:
Mit roten und blauen Spielfiguren und zweifarbiger Vorlage arbeiten.

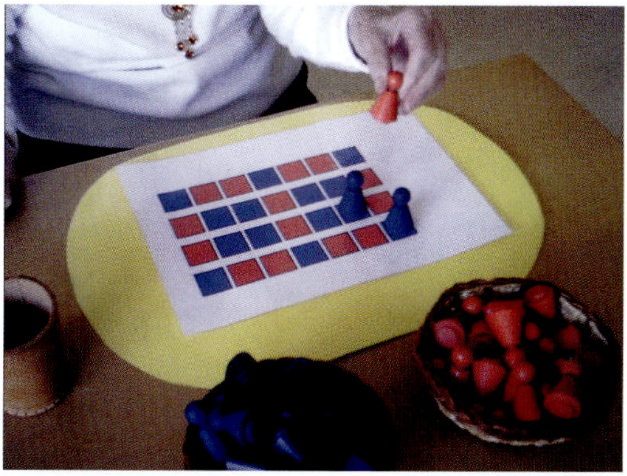

Variation:
Die Spielfiguren mit verschiedenen Farben können auch auf der Rückseite der Vorlage als Muster gelegt werden.

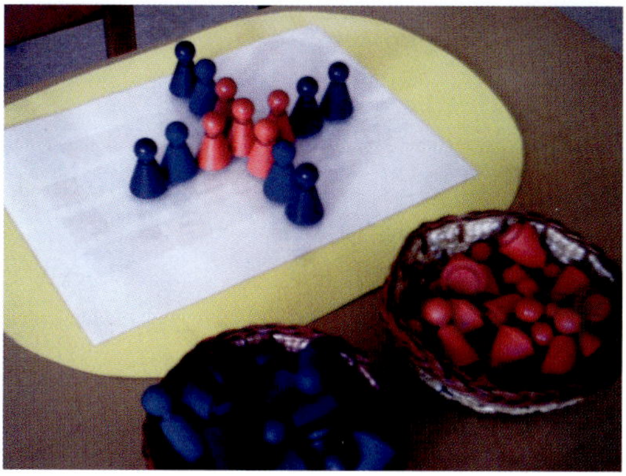

Übungen der Hände mit Sand oder Körnern

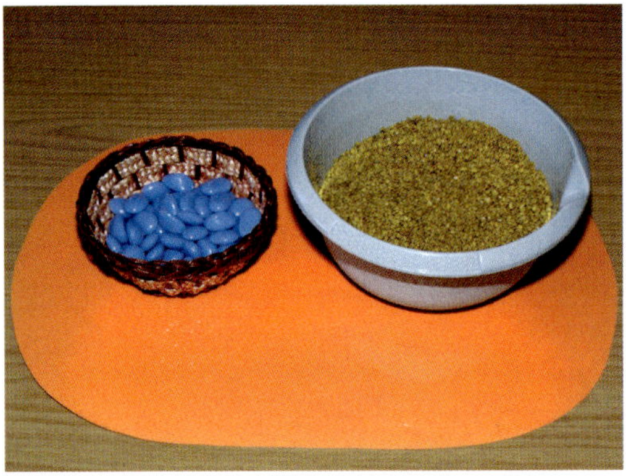

Vorbereitete Umgebung

- Schüssel mit Sand oder Körnern
- Körbchen mit bunten Steinen, z. B. Glasmuggelsteinen
- Unterlage

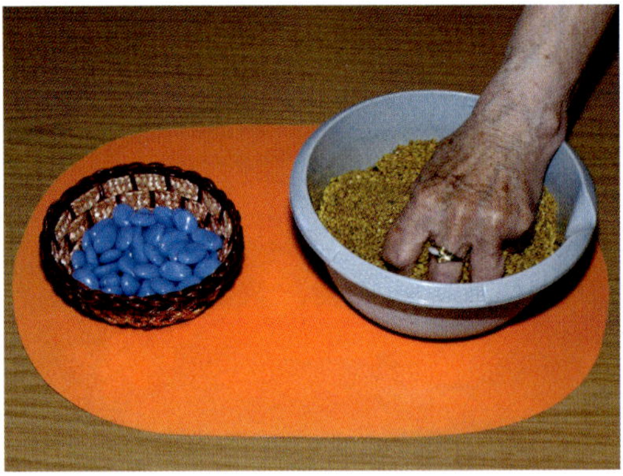

1.

Alle Finger in den Sand legen.

2.

Die Finger im Sand zur Faust ballen. So oft wie möglich wiederholen.

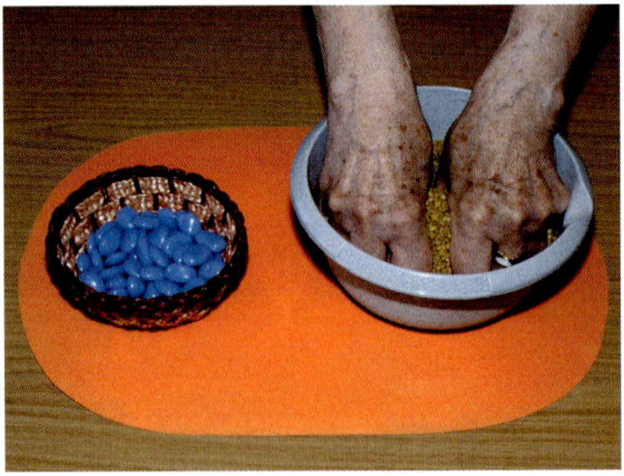

3.

Sand aus der Schüssel nehmen und langsam wieder in die Schüssel geben.

Schritt 1 bis 3 abwechselnd mit rechter und linker Hand sowie mit beiden Händen ausführen.

4.
Daumen und Zeigefinger spreizen.

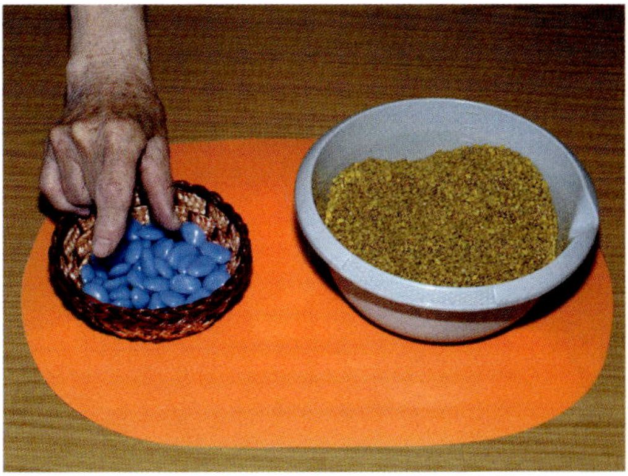

5.
Mit Daumen und Zeigefinger einen Stein aus dem Körbchen nehmen.
Variation:
Mit Daumen und Mittelfinger einen Stein nehmen.
oder:
Mit Daumen und Ringfinger einen Stein nehmen.

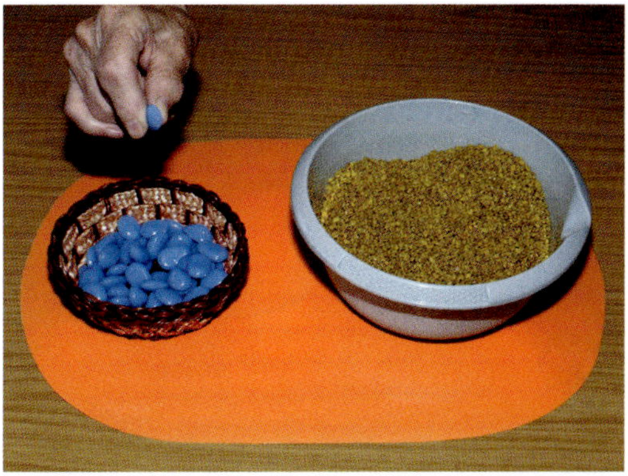

6.
Den Stein in den Sand legen.

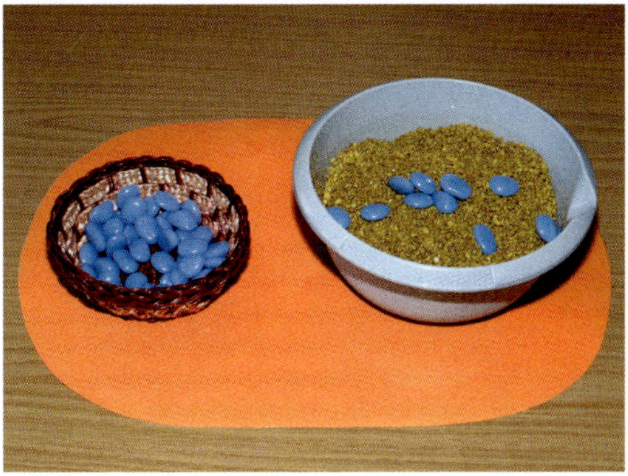

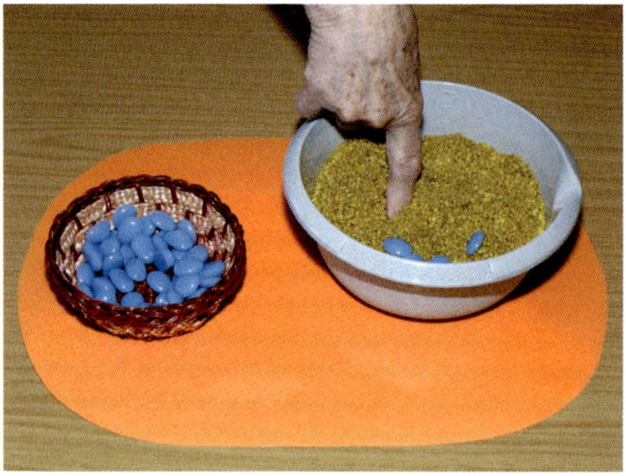

7.
Alle Steine im Sand verstecken.

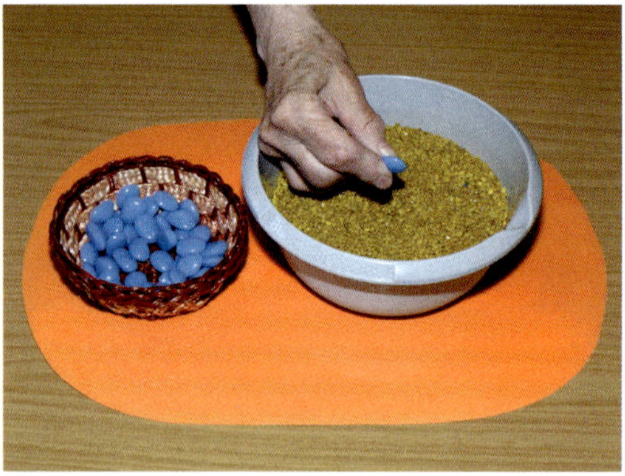

8.
Mit beliebigen Fingern die bunten Steine wieder aus dem Sand herausnehmen und in das Körbchen zurücklegen.

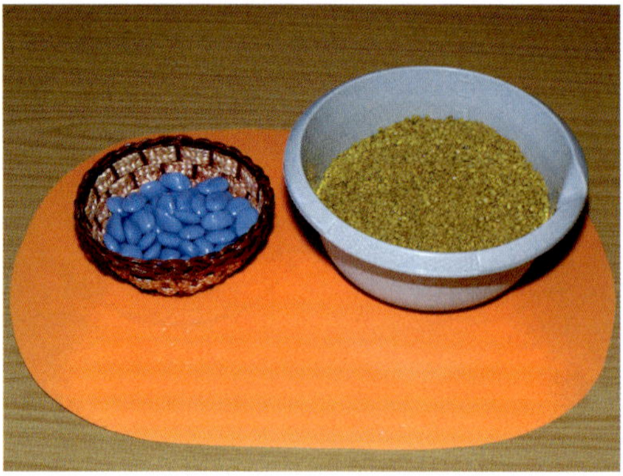

Schlussbild:
Alle im Sand versteckten Steine sind gefunden und liegen wieder im Körbchen.

Arbeit mit einer Fläche

Vorbereitete Umgebung

- Montessori-Material „Puzzlesatz mit einzelnen Figuren“

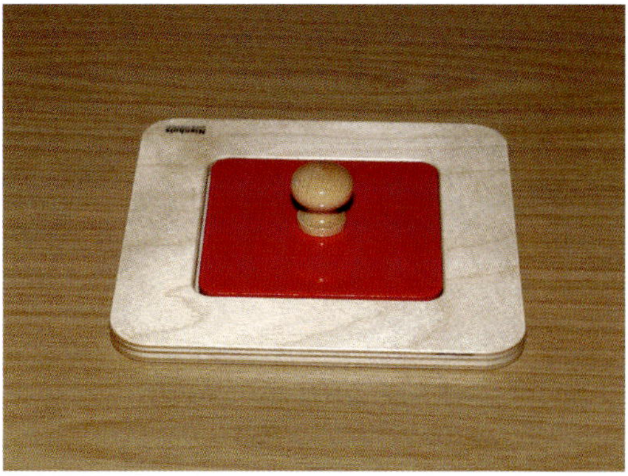

1.
Mit Daumen, Zeigefinger und Mittelfinger das Holzknöpfchen umfassen und die Form hochheben.

2.
Die Form auf den Tisch legen.

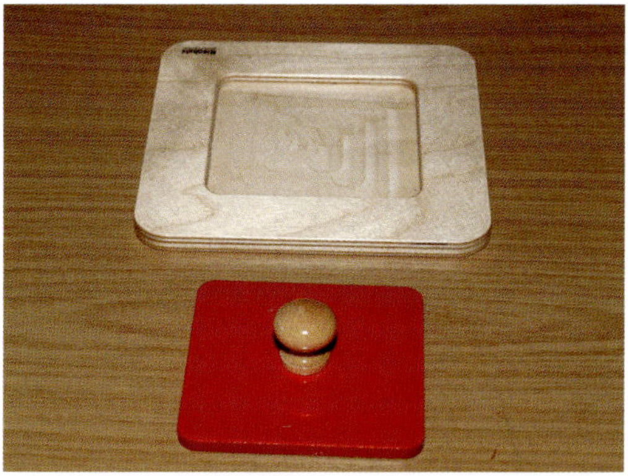

3.
Den Rahmen der Form mit Zeige- und Mittelfinger umfahren.

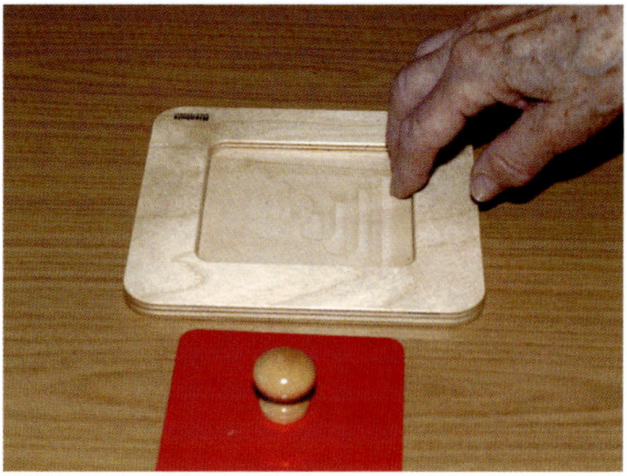

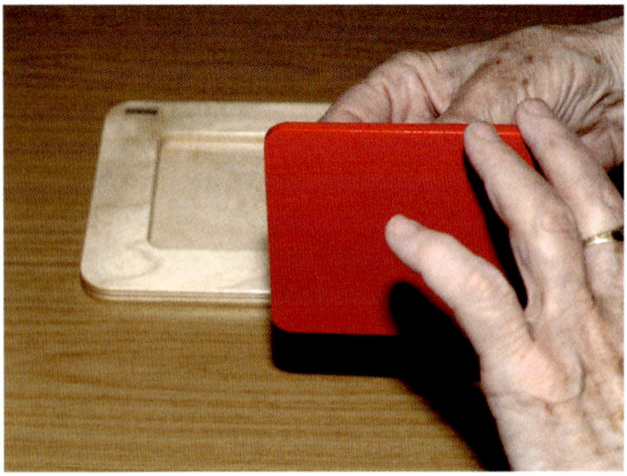

4.
Das Quadrat am Holzknopf nehmen, senkrecht halten und mit den Fingern der anderen Hand die Form umfahren.

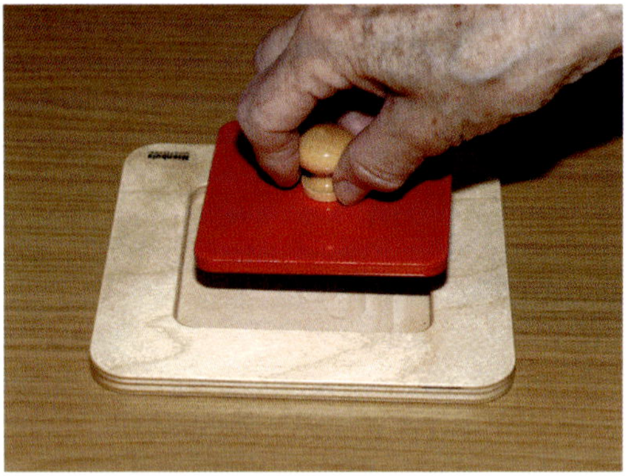

5.
Die Form wieder in den Rahmen legen.

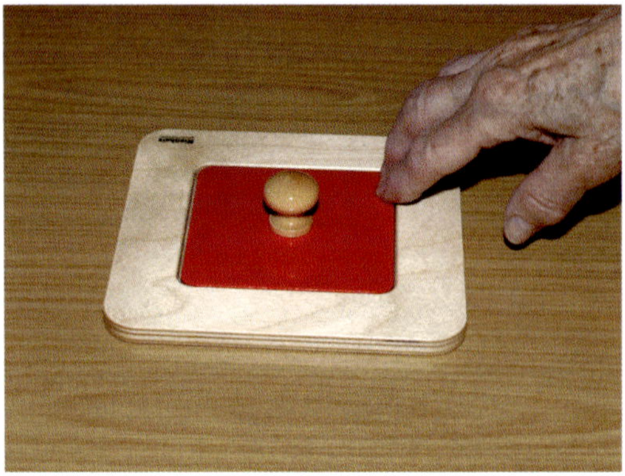

Abschluss:
Mit den Fingern kontrollieren, ob die Form richtig im Rahmen liegt.

Einordnen von verschiedenen Flächen

Vorbereitete Umgebung

- Montessori-Material „Puzzlesatz mit kombinierten Figuren“

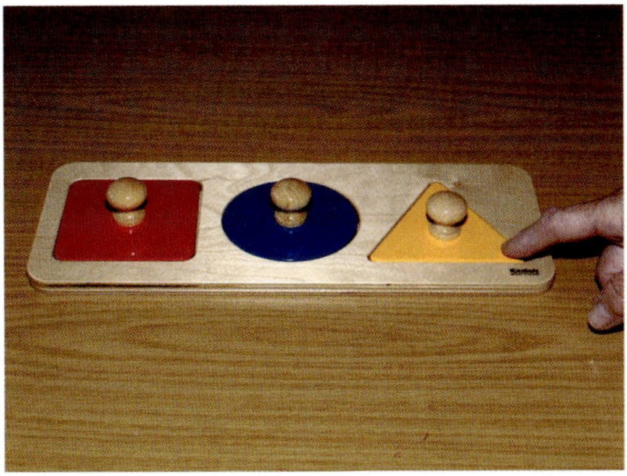

1.
Mit Daumen, Zeigefinger und Mittelfinger das Holzknöpfchen umfassen und die erste Form hochheben.

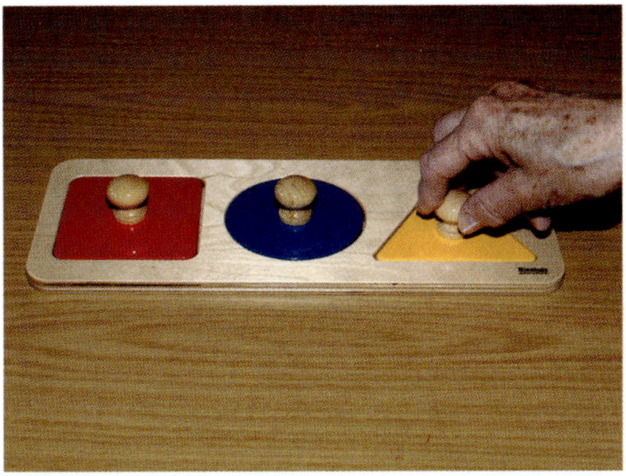

2.
Die Form auf den Tisch legen.

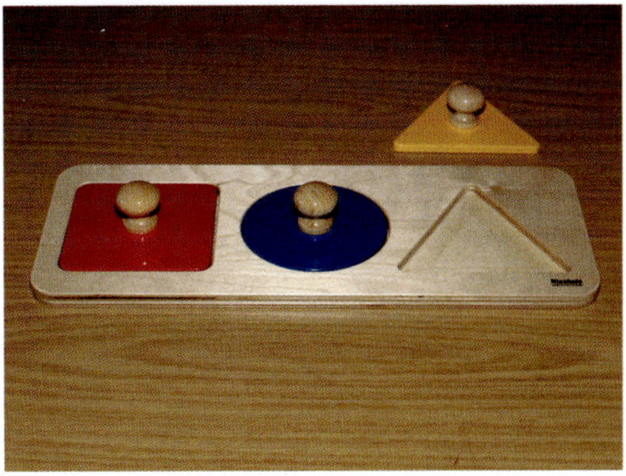

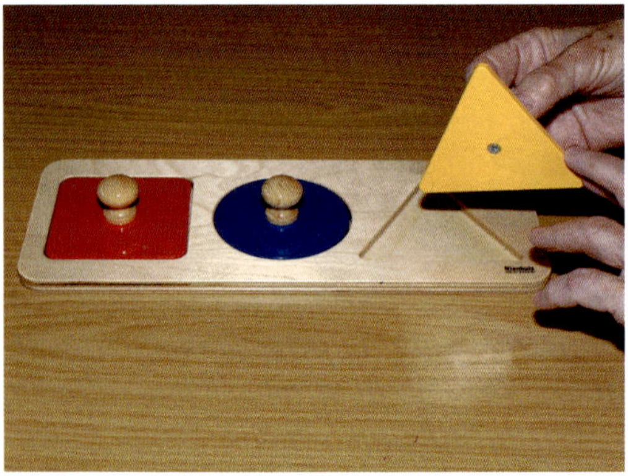

3.
Das Dreieck am Holzknopf nehmen, senkrecht halten und mit dem Zeigefinger der anderen Hand die Form umfahren.

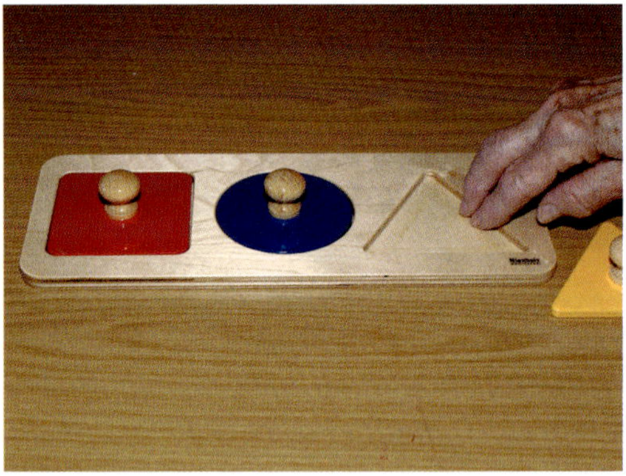

4.
Den Rahmen der Form mit Zeige- und Mittelfinger umfahren.

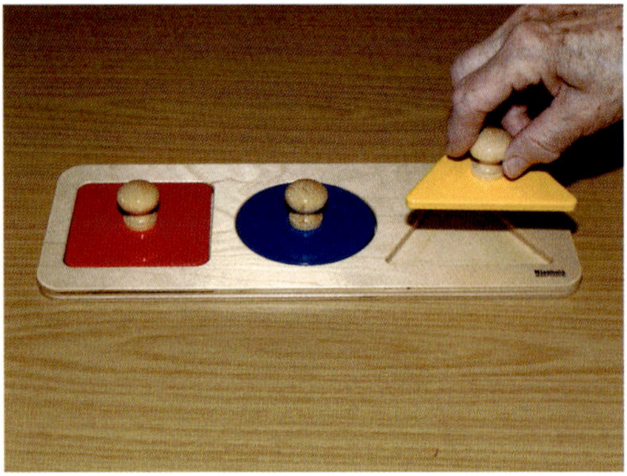

5.
Die Form wieder in den passenden Rahmen legen und mit den Fingern kontrollieren, ob die Form im richtigen Rahmen liegt.

6.
Mit den anderen Formen ebenso verfahren, wie in Schritt 1 bis 5 beschrieben.

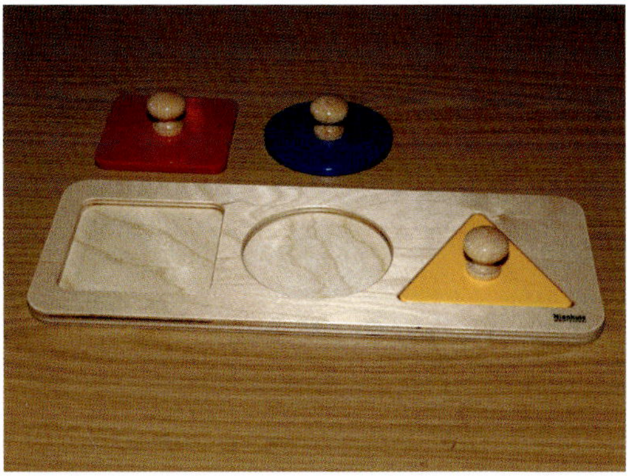

Variation:
Alle Formen nacheinander aus dem Rahmen nehmen und auf den Tisch legen.
In beliebiger Reihenfolge wieder in den Rahmen legen.

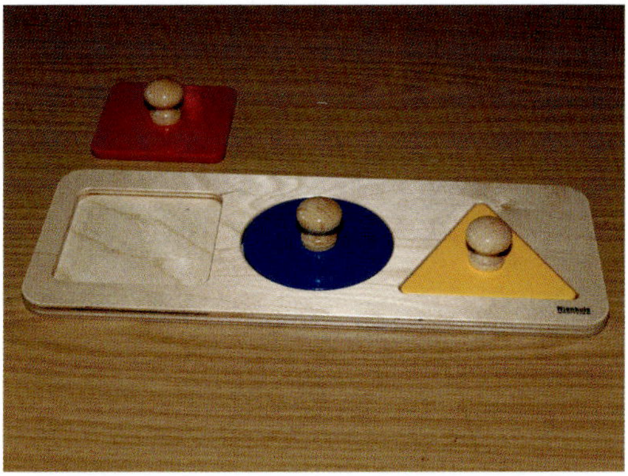

Schlussbild:
Alle Formen liegen im Rahmen.

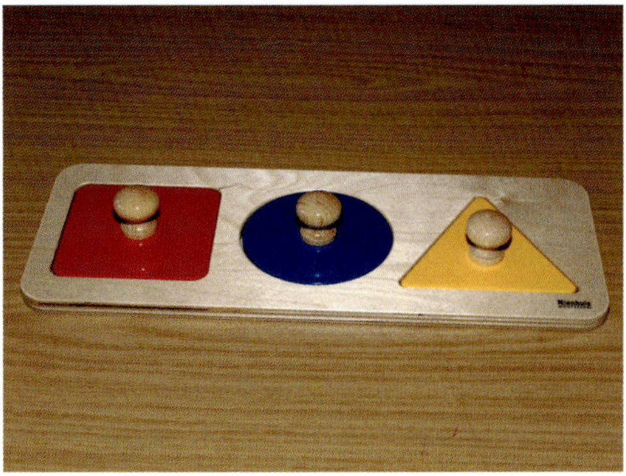

Scheiben auf einen Stab stecken

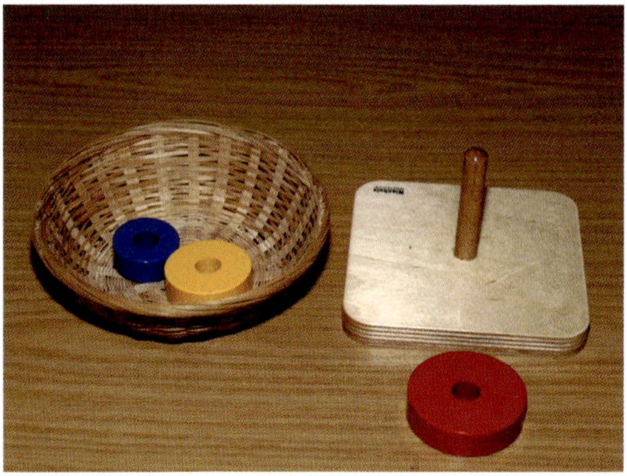

Vorbereitete Umgebung

- Montessori-Material „Bunte Scheiben auf einem Vertikalstift“
  Die farbigen Scheiben liegen zu Beginn in einem Körbchen.

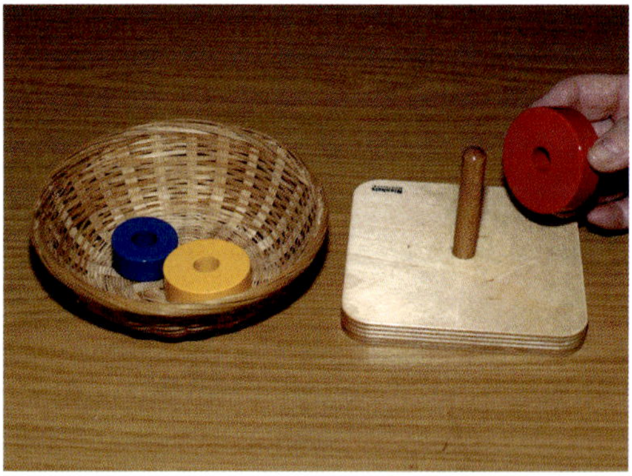

1.

Die rote Holzscheibe in die rechte Hand nehmen.

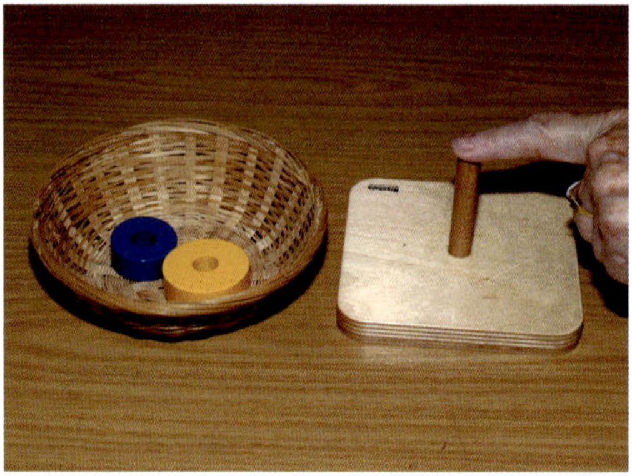

2.

Mit dem linken Zeigefinger auf den senkrechten Holzstab zeigen.

3.
Die rote Holzscheibe auf den Holzstab stecken.

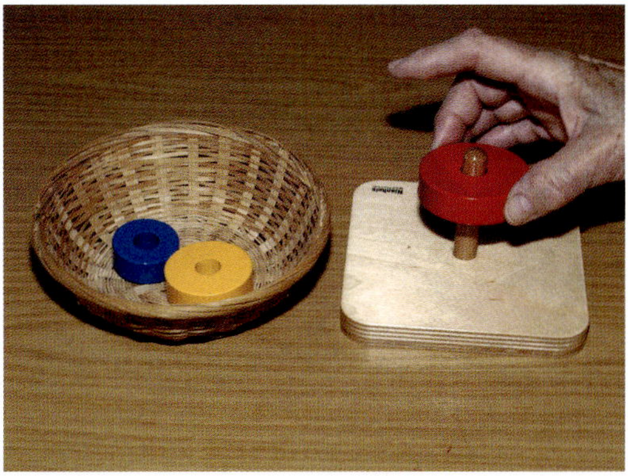

4.
Mit den anderen Scheiben ebenso verfahren, wie in Schritt 1 bis 3 beschrieben.

Schlussbild:
Alle Scheiben stecken auf dem Holzstab.

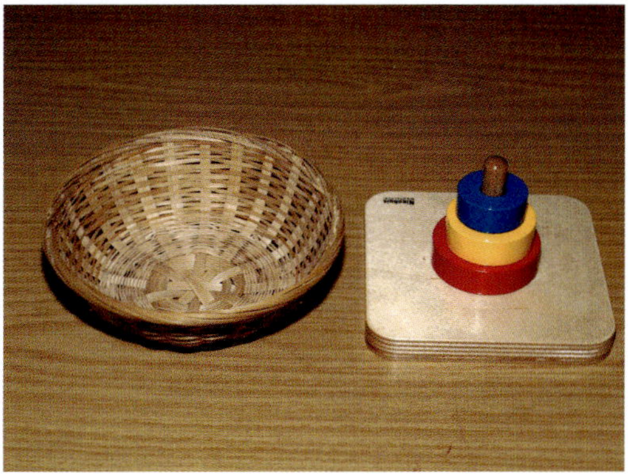

Scheiben auf eine Querstange schieben

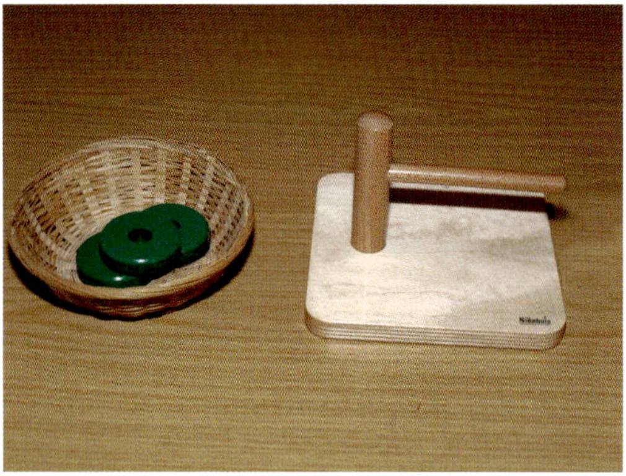

Vorbereitete Umgebung

- Montessori-Material „Scheiben auf einem Horizontalstift"
  Zu Beginn liegen die Scheiben in einem Körbchen.

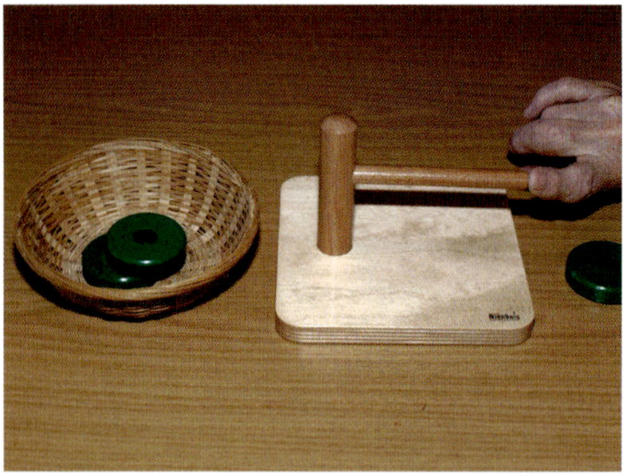

1.
Mit Daumen und Zeigefinger eine Holzscheibe nehmen und leicht anheben.

2.
Mit dem linken Zeigefinger auf das Ende der Querstange zeigen.

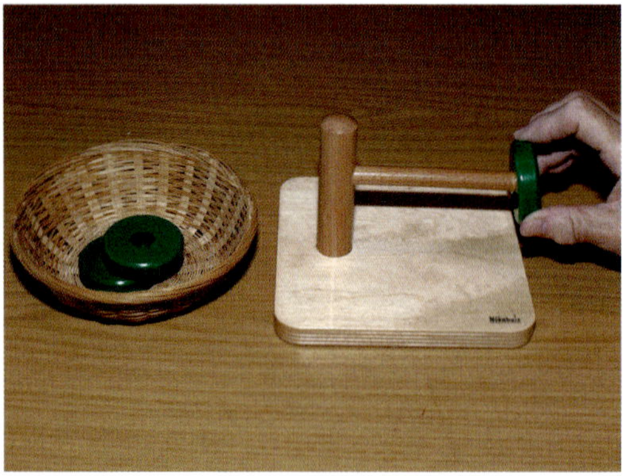

3.
Die Holzscheibe auf die Querstange schieben.

4.
Die Holzscheibe bis an das Ende der Stange schieben.

5.
Die weiteren Holzscheiben nacheinander auf die Stange schieben.

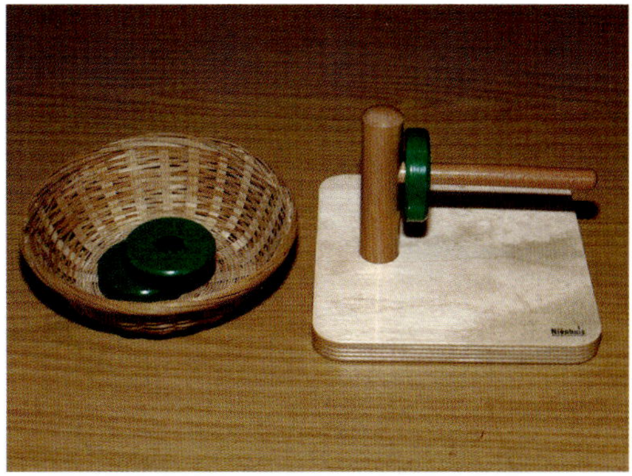

Schlussbild:
Alle Scheiben sind auf der Stange, das Körbchen ist leer.

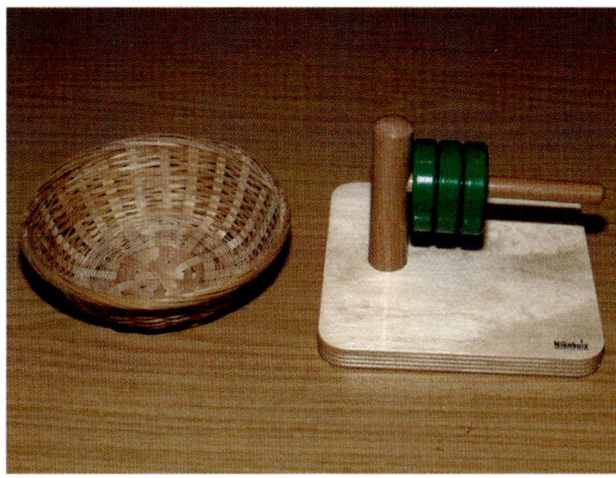

Einsatzzylinder

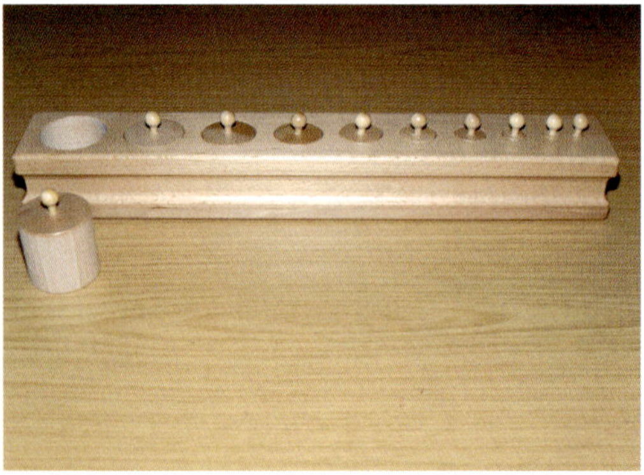

Vorbereitete Umgebung

- Montessori-Material „Einsatzzylinder"
- Sind alle 4 Blöcke vorhanden, so wird mit steigerndem Schwierigkeitsgrad gearbeitet.

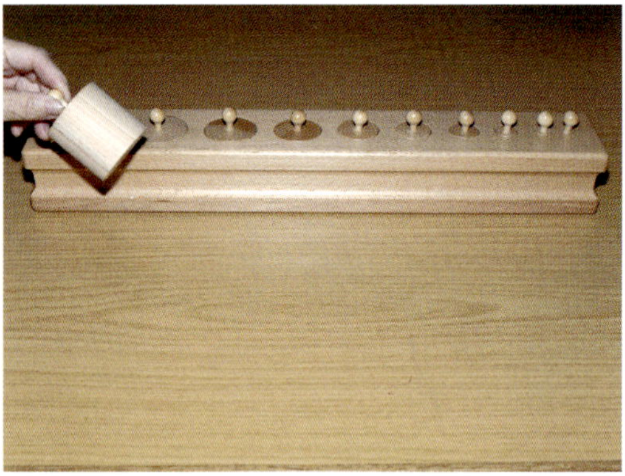

1.

Mit Daumen und Zeigefinger das Holzknöpfchen am Zylinder anfassen und den Zylinder aus der Öffnung nehmen.

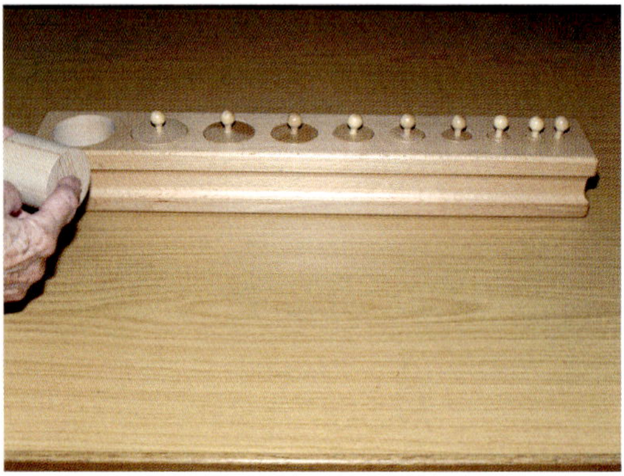

2.

Mit den Fingern der anderen Hand den Zylinder umfahren und so den Umfang und die Höhe ertasten.

3.

Den Zylinder vor den Block stellen.

4.
Schritt 1 bis 3 wiederholen, bis alle Zylinder vor dem Block stehen.

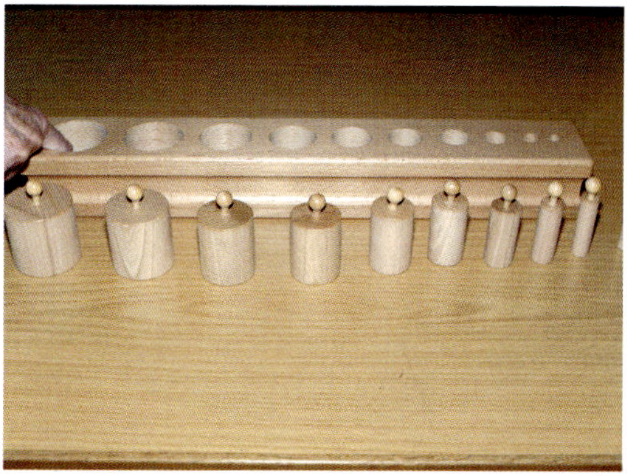

5.
An der ersten Öffnung mit den Fingern die Tiefe und den inneren Umfang messen.

6.
Den Zylinder nun wieder in die passende Öffnung legen.

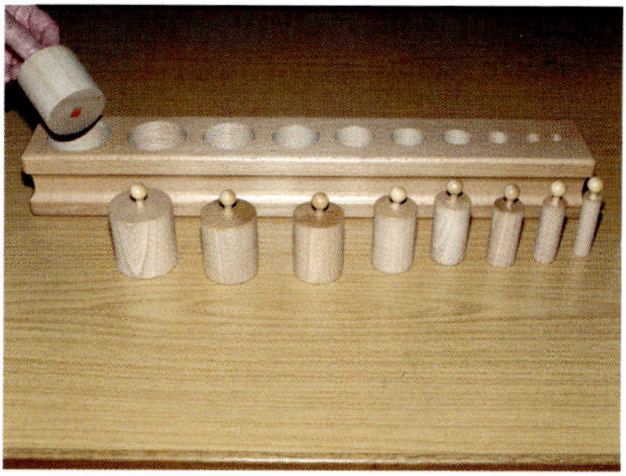

7.
Nacheinander die Öffnungen messen und den passenden Zylinder einlegen.

Schlussbild:
Alle Zylinder sind wieder im Block.

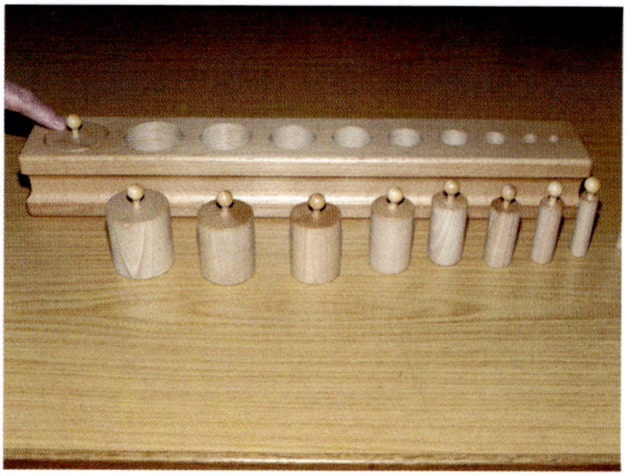

Variation:
Nach mehrmaligem Üben können die Zylinder mit geschlossenen Augen aus dem Block geholt und wieder eingeordnet werden.

Schüttübung 1

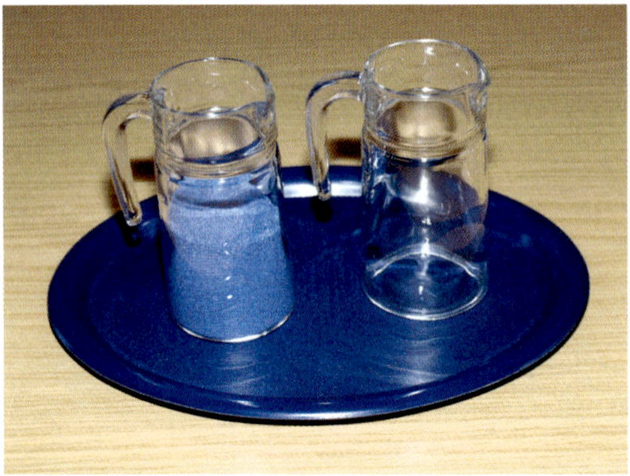

Vorbereitete Umgebung

- Zwei gleiche Glaskännchen mit Sand oder Granulat
- Tablett

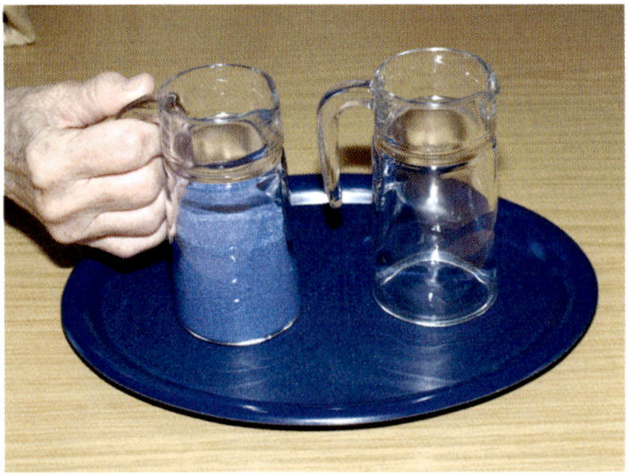

1.
Zeigefinger und Mittelfinger durch den Henkel des Kännchens von hinten durchschieben und mit dem Daumen vorne abstützen.

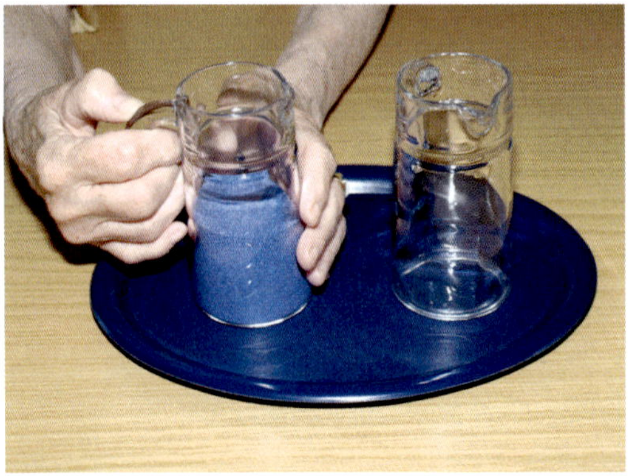

2.
Die linke Hand stützend um das Kännchen legen.

3.
In dieser Stellung das Kännchen hochnehmen.

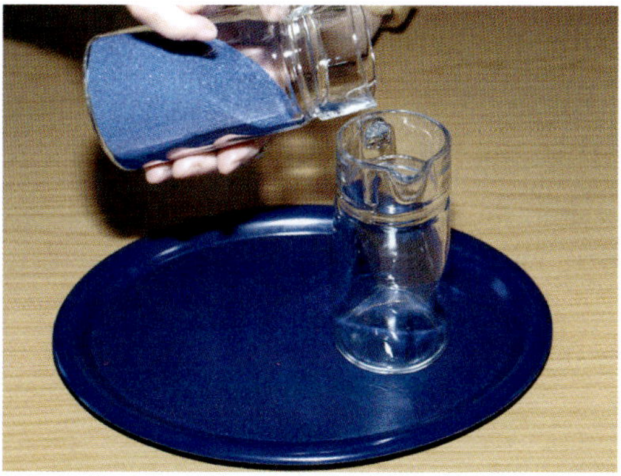

4.
Das Kännchen mittig über das zweite Kännchen halten, kippen und den Sand/das Granulat in das zweite Kännchen gießen.

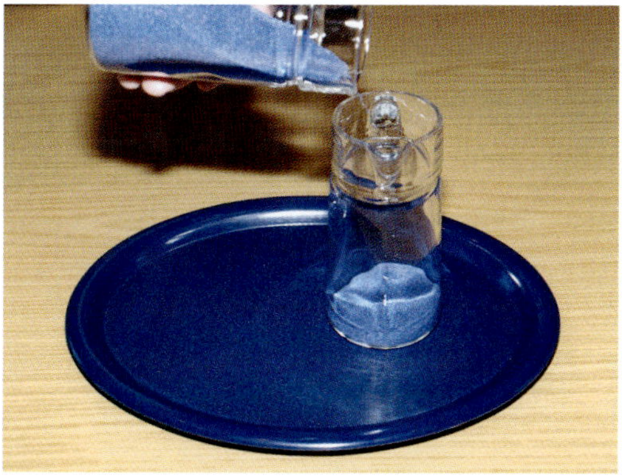

Schlussbild:
Die Übung ist beendet, wenn der gesamte Sand aus dem ersten Kännchen in das zweite umgefüllt ist.

Weiterführende Übung:
Mit zwei gleichen undurchsichtigen Kännchen mit Sand oder Granulat.

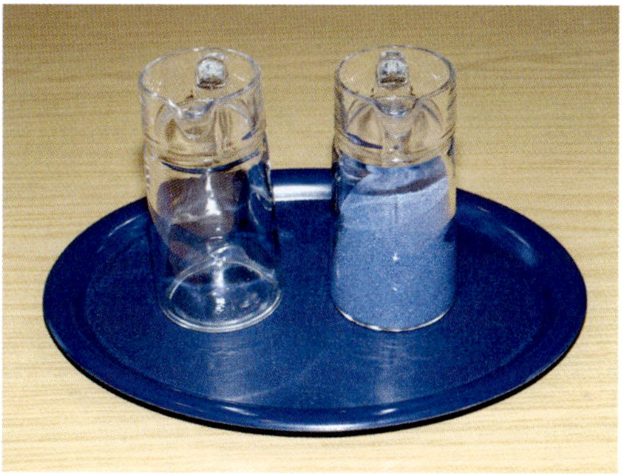

Schüttübung 2

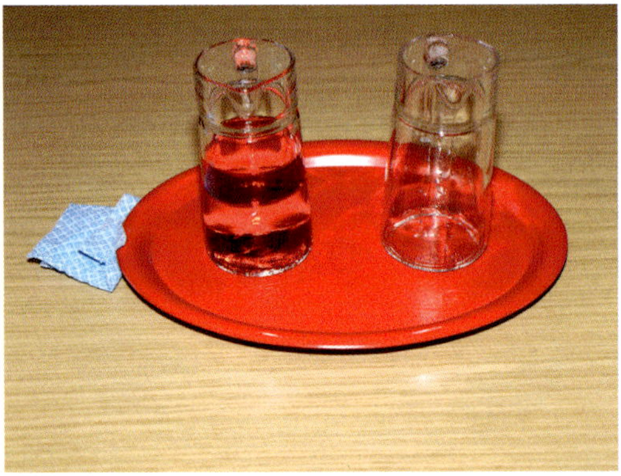

Vorbereitete Umgebung

- Zwei gleiche Glaskännchen mit Wasser/Saft
- Tablett
- Tuch

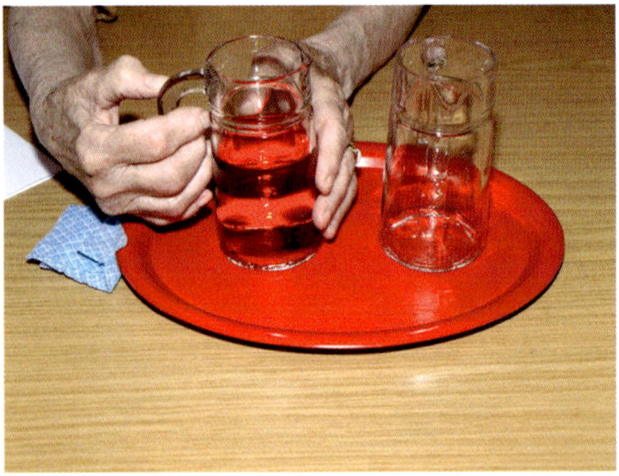

1.
Zeigefinger und Mittelfinger durch den Henkel des Kännchens von hinten durchschieben und mit dem Daumen vorne abstützen.

2.
Die linke Hand stützend um das Kännchen legen.

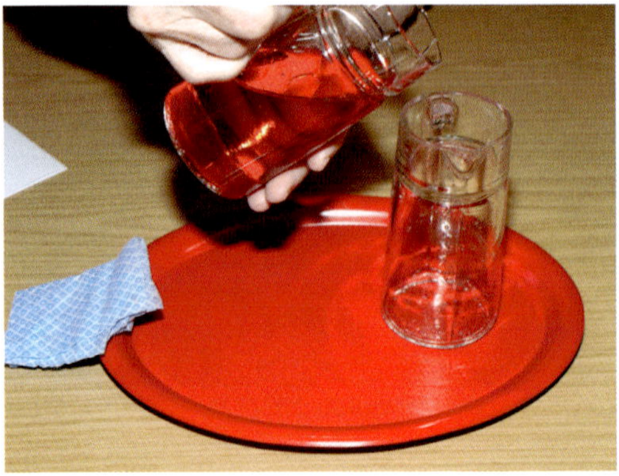

3.
In dieser Stellung das Kännchen hochnehmen.

4.
Das Kännchen mittig über das zweite Kännchen halten, kippen und die Flüssigkeit in das zweite Kännchen gießen.

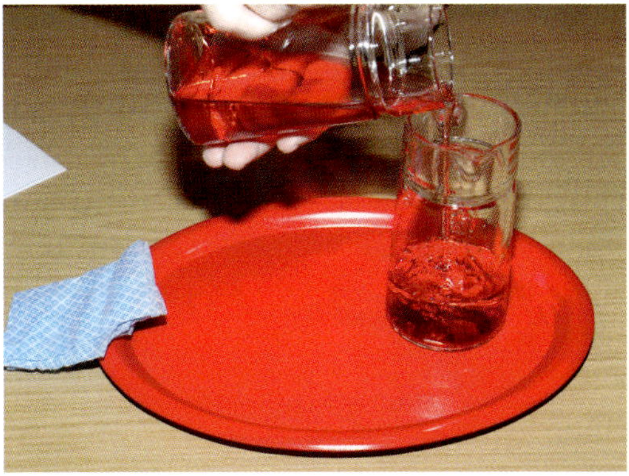

5.
Mit einem Wischtuch den letzten Tropfen abwischen.

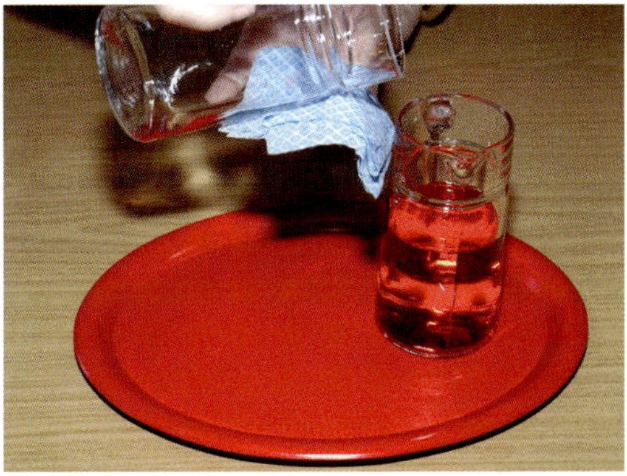

Schlussbild:
Das Wasser/der Saft ist in das zweite Kännchen umgefüllt.

Weiterführende Übung:
Mit zwei gleichen Porzellankännchen mit Wasser oder Saft.

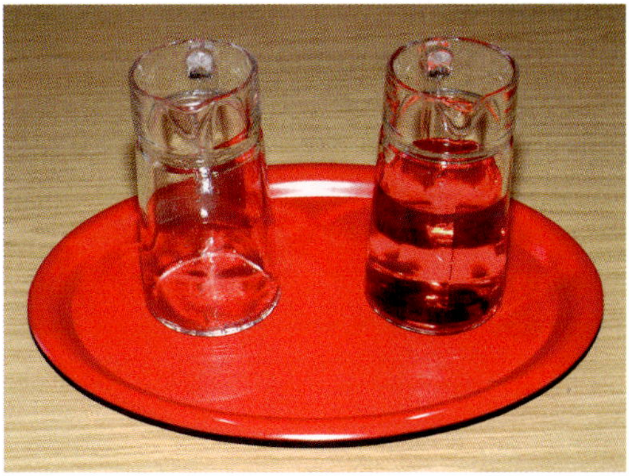

Schüttübung 3

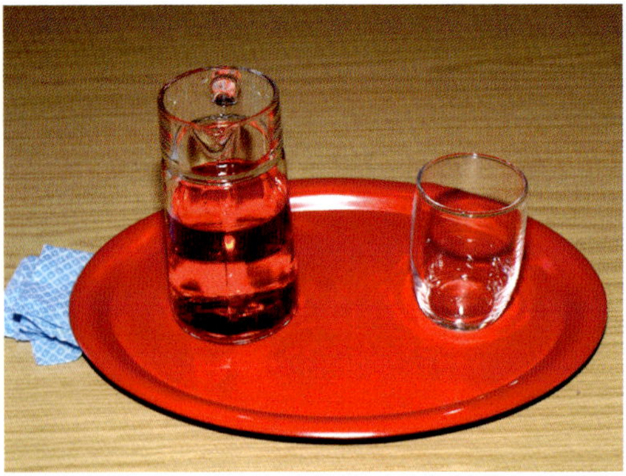

Vorbereitete Umgebung

- Glaskännchen mit Wasser/Saft
- Glas
- Tablett
- Tuch

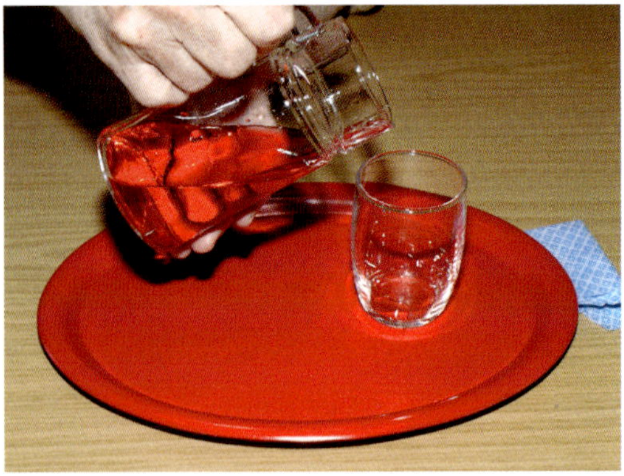

1.
Zeigefinger und Mittelfinger durch den Henkel des Kännchens von hinten durchschieben und mit dem Daumen vorne abstützen.

2.
Die linke Hand stützend um das Kännchen legen.

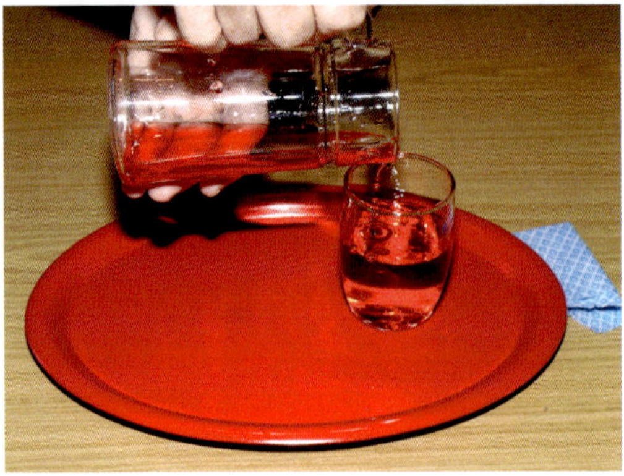

3.
Das Kännchen hochheben.

4.
Das Kännchen mittig über das Glas halten, kippen und die Flüssigkeit in das Glas gießen.

5.
Mit einem Wischtuch den letzten Tropfen abwischen.

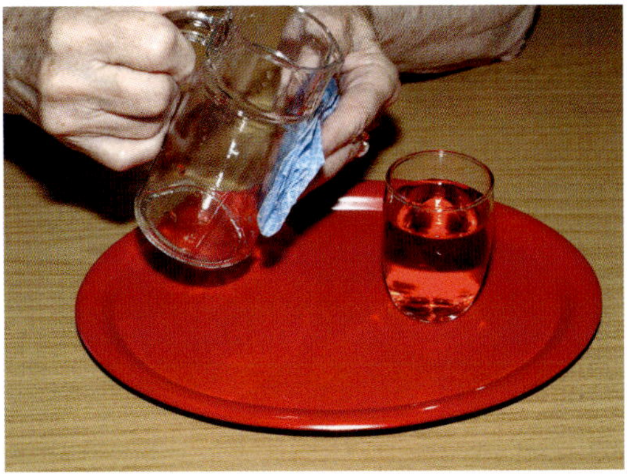

Schlussbild:
Die gesamte Flüssigkeit ist im Glas.

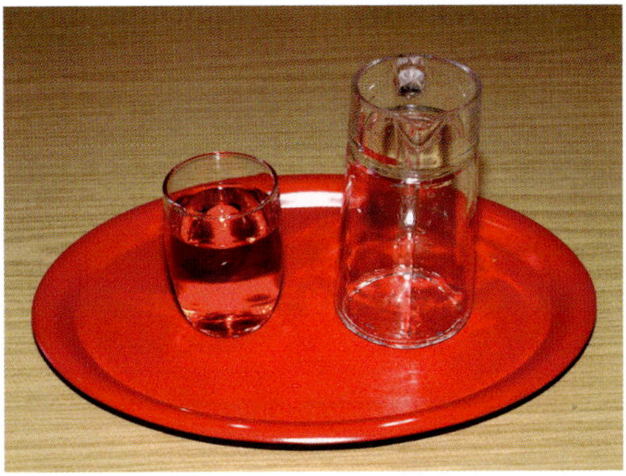

Weiterführende Arbeit:
Wasser/Saft aus dem Glas wieder zurück in das Kännchen gießen.
Diese Übung ist besonders anspruchsvoll. Der Ablauf ist beendet, wenn die gesamte Flüssigkeit wieder im Kännchen und der letzte Tropfen abgewischt ist.

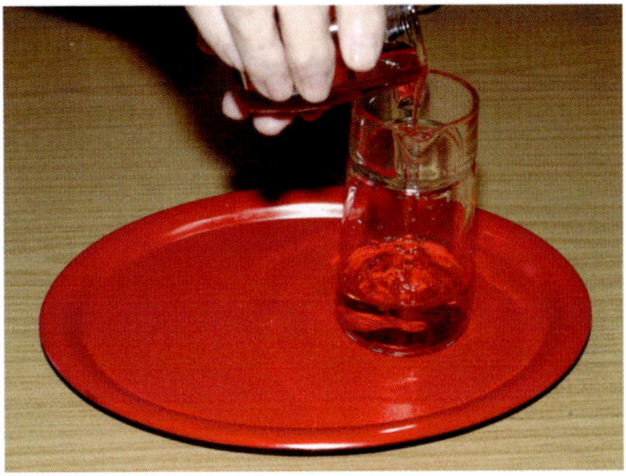

Schüttübung 4

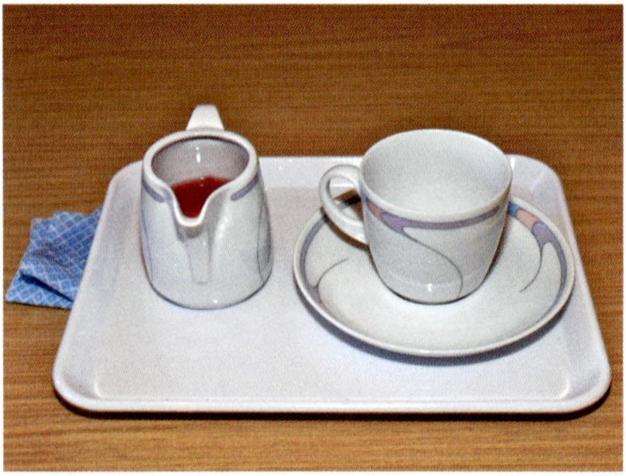

Vorbereitete Umgebung
- Porzellankännchen mit Wasser/Saft
- Tasse mit Untertasse
- Tablett
- Tuch

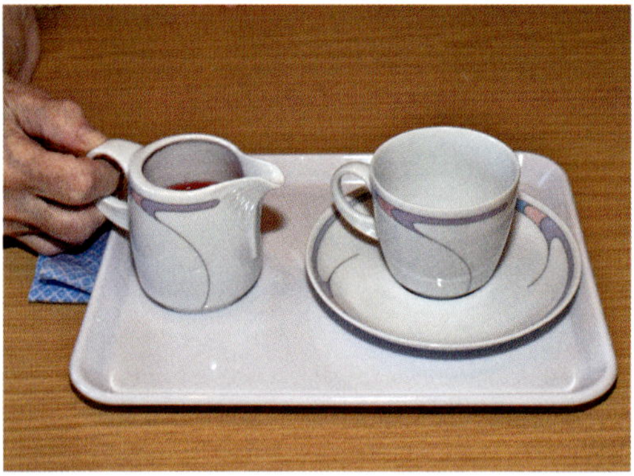

1.
Zeigefinger durch den Henkel des Kännchens von hinten durchschieben und mit dem Daumen vorne abstützen.

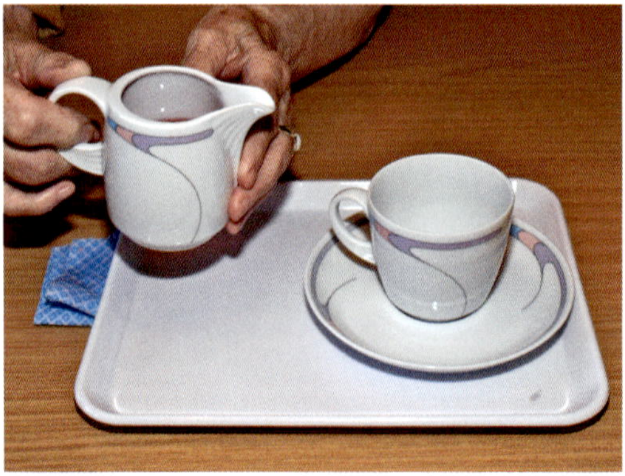

2.
Die linke Hand stützend unter das Kännchen halten.

3.
In dieser Stellung das Kännchen hochheben.

4.
Das Kännchen kippen und den Saft in die Tasse gießen.

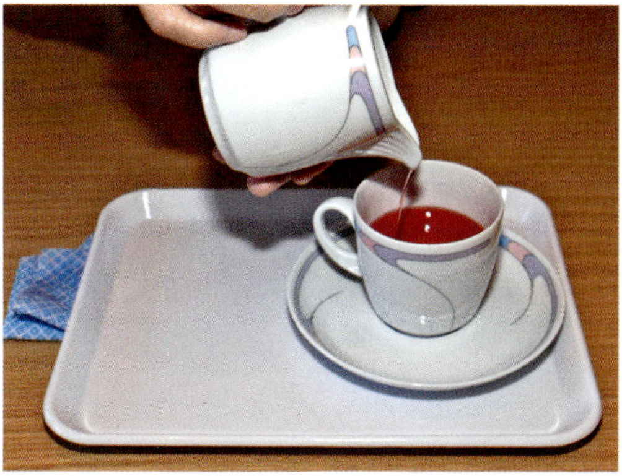

5.
Den letzten Tropfen an der Kanne mit einem Wischtuch abwischen.

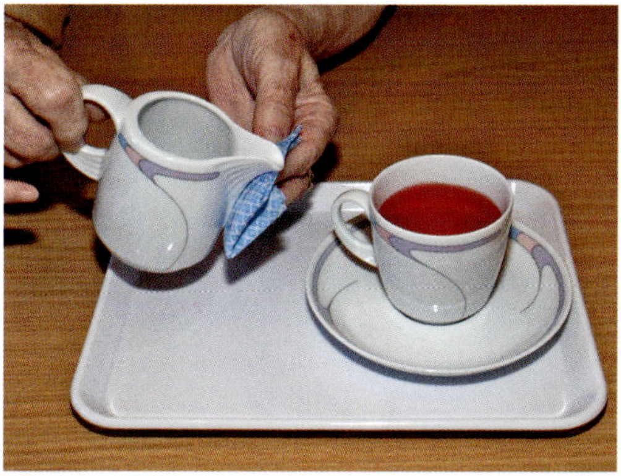

Schlussbild:
Die Tasse ist mit dem Saft gefüllt.

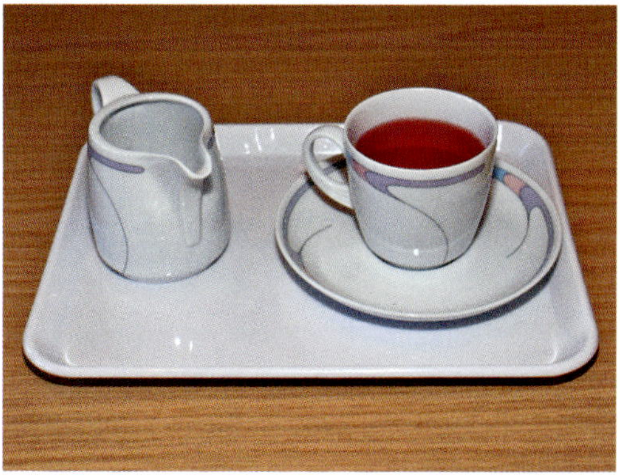

Löffelübung 1

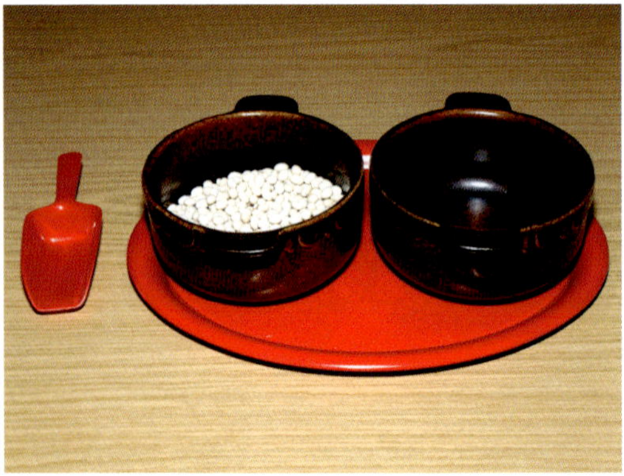

Vorbereitete Umgebung

- Zwei gleiche Schalen
- kleine Bohnen
- Schaufel
- Tablett

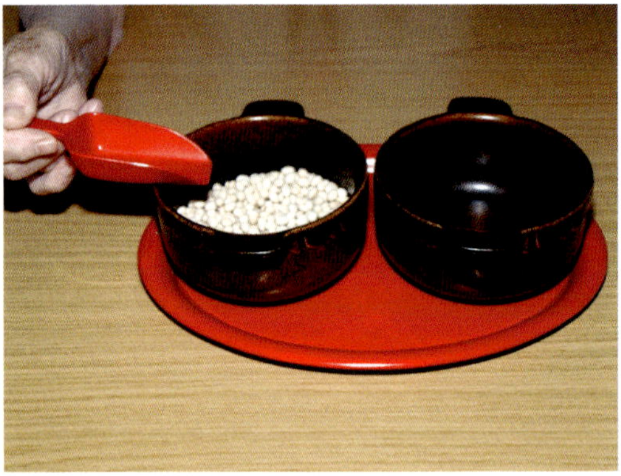

1.
Schaufel mit Daumen, Zeigefinger und Mittelfinger umfassen.

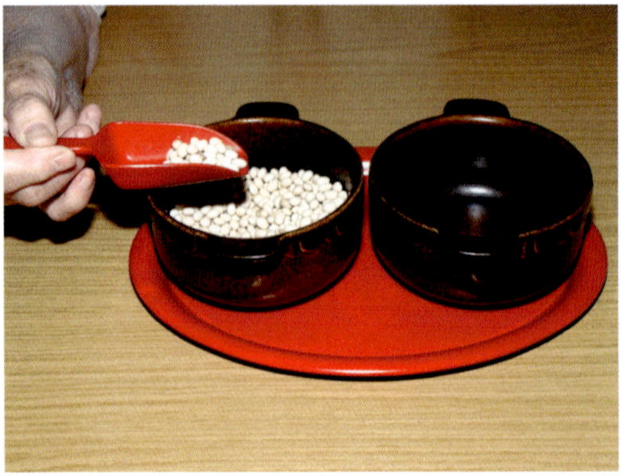

2.
Schaufel mit Bohnen füllen.

3.
Schaufel mittig über die Schale halten und die Bohnen in die zweite Schale rieseln lassen.

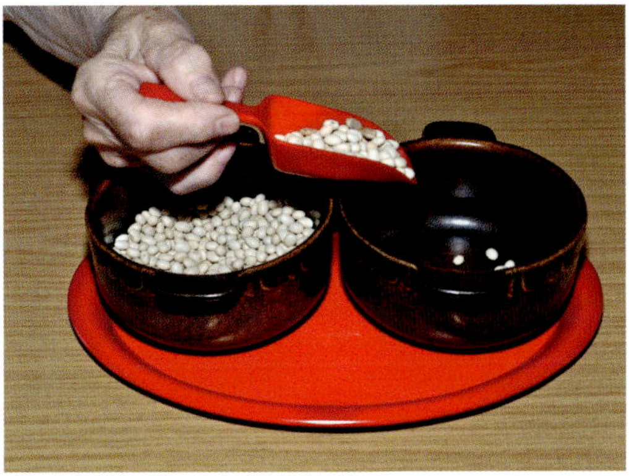

4.
So lange schaufeln, bis die erste Schale leer ist.

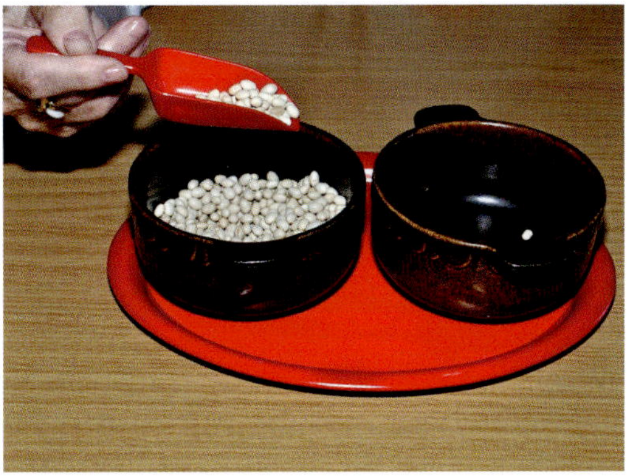

Schlussbild:
Alle Bohnen sind in der zweiten Schale.

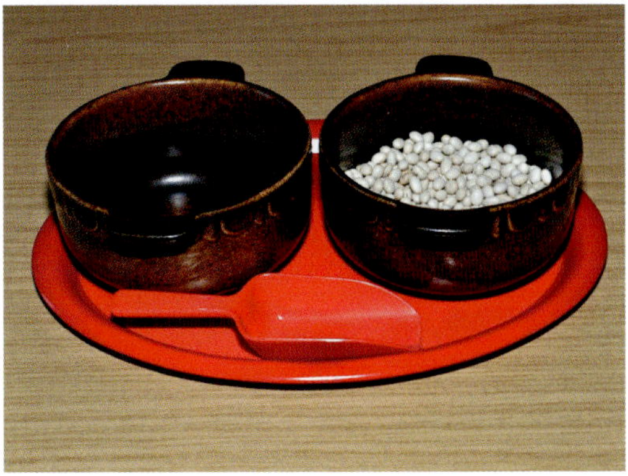

Löffelübung 2

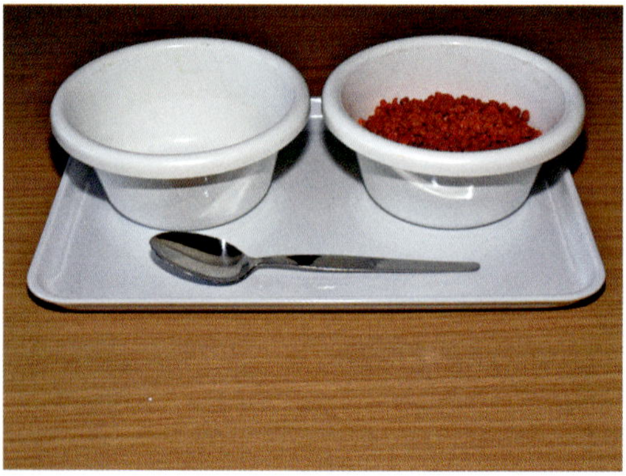

Vorbereitete Umgebung

- Zwei gleiche Schalen
- rote Linsen oder grobes Granulat
- Löffel
- Tablett

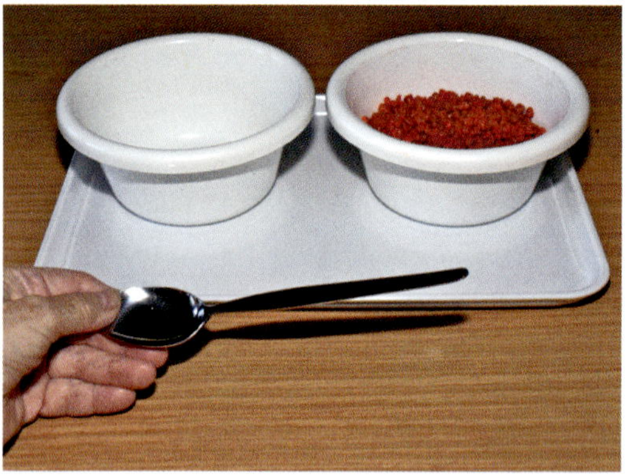

1.
Löffel mit der linken Hand aufheben.

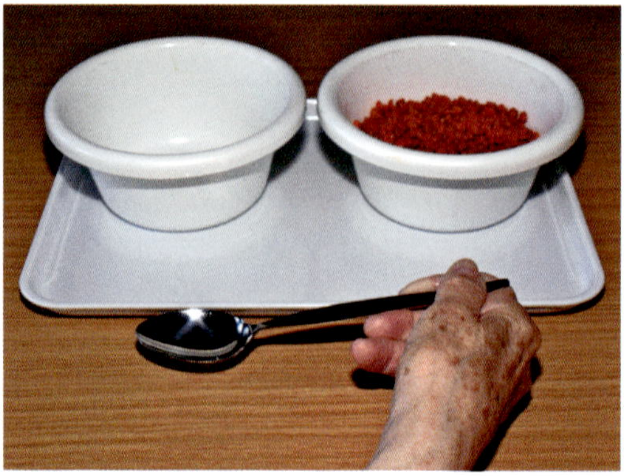

2.
Löffel mit Daumen, Zeigefinger und Mittelfinger der rechten Hand umfassen.

3.
Löffel mit roten Linsen füllen.

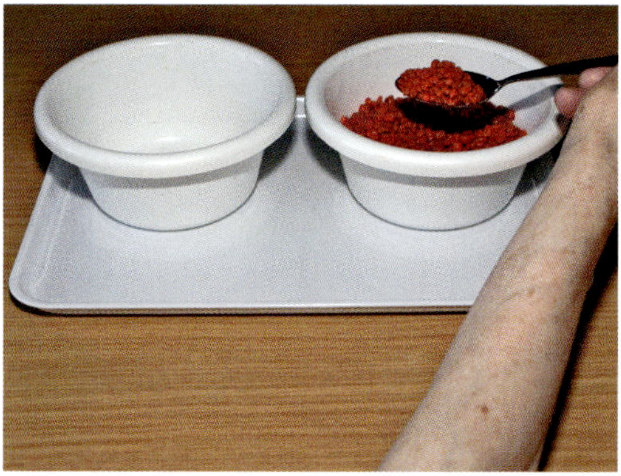

4.
Löffel mittig über die Schale halten und die Linsen in die zweite Schale rieseln lassen.

5.
So lange löffeln, bis die erste Schale leer ist.

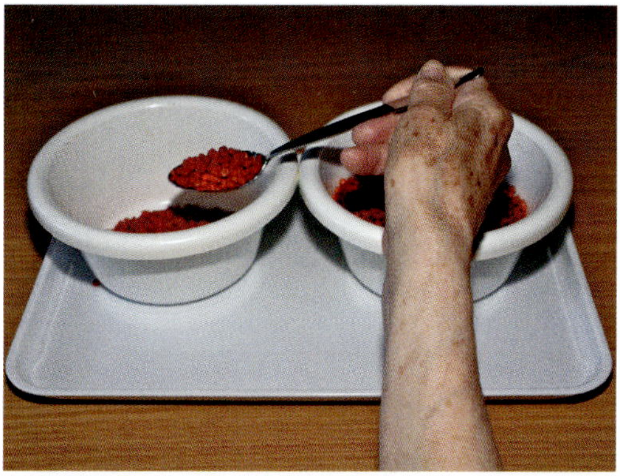

Schlussbild:
Alle Linsen sind in der zweiten Schale.

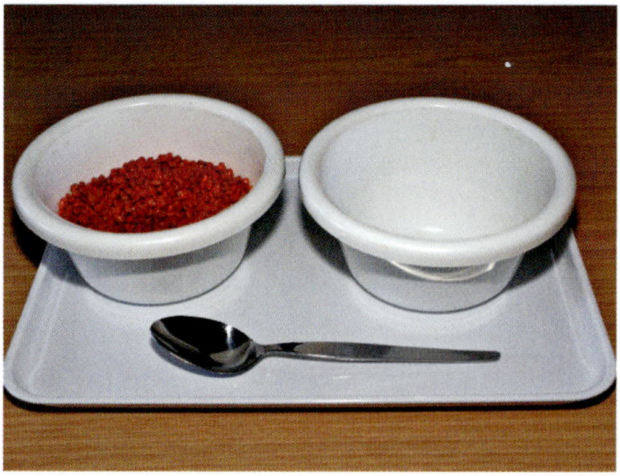

Löffelübung 3

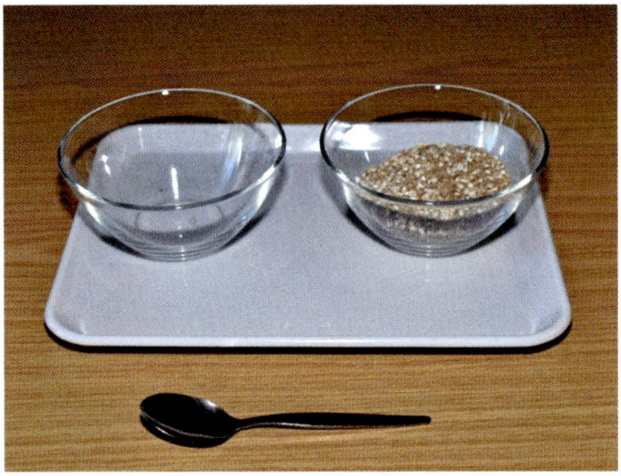

Vorbereitete Umgebung

- Zwei gleiche Glasschalen
- Körner/Reis oder Getreideflocken
- Löffel
- Tablett

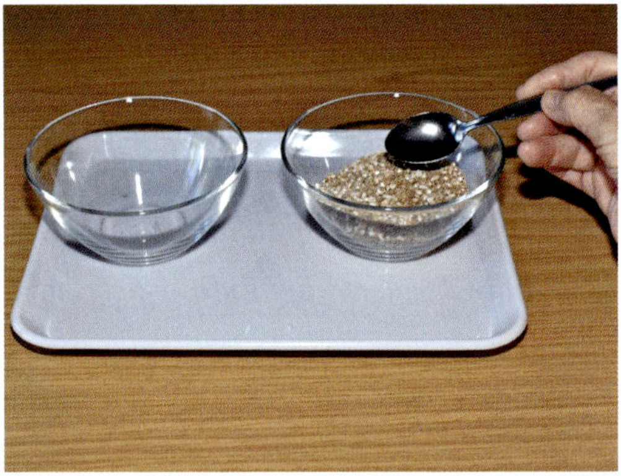

1.
Löffel mit der linken Hand aufheben.

2.
Löffel mit Daumen, Zeigefinger und Mittelfinger der rechten Hand umfassen.

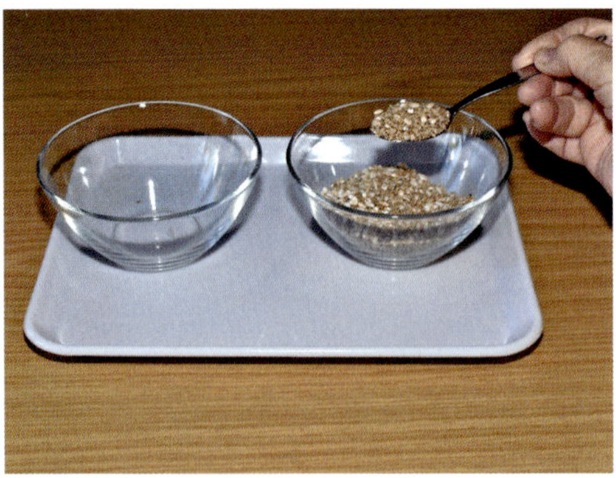

3.
Löffel mit Körnern füllen.

4.
Löffel mittig über die zweite Schale halten.

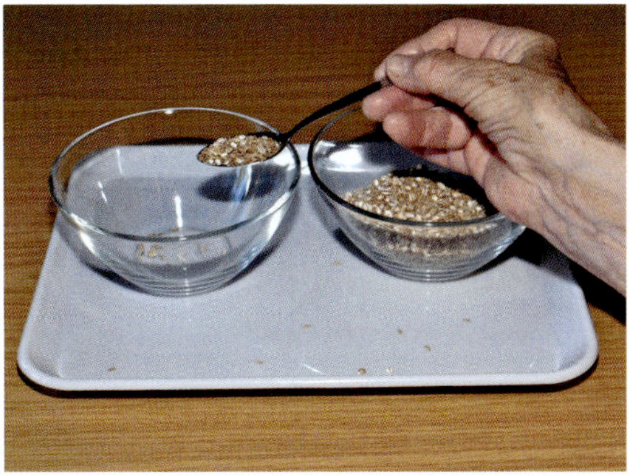

5.
Löffel kippen und die Körner in die zweite Schale rieseln lassen.

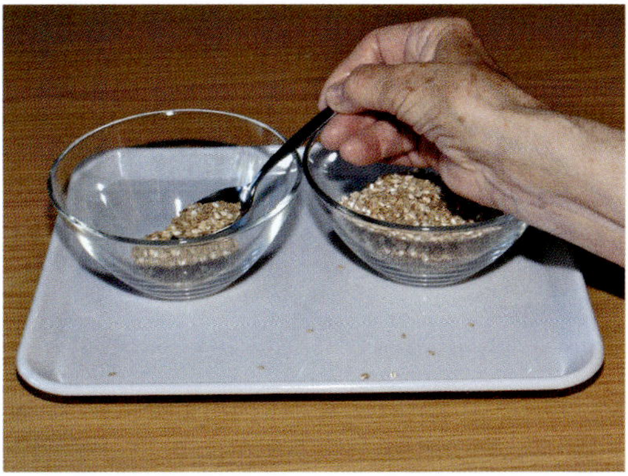

Abschluss:
So lange weiter löffeln, bis die Körner gleichmäßig auf beide Schalen verteilt sind.

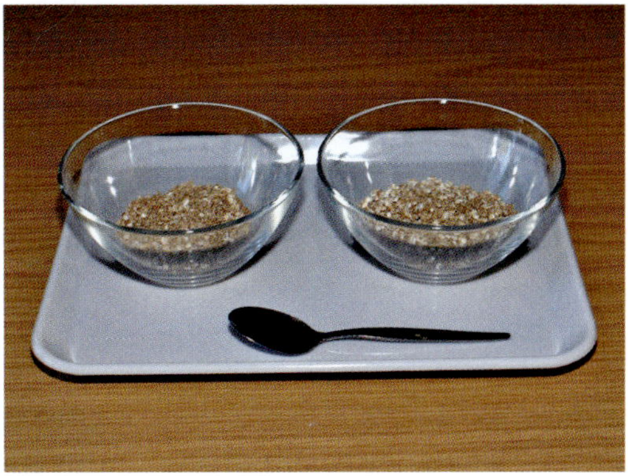

Löffelübung 4

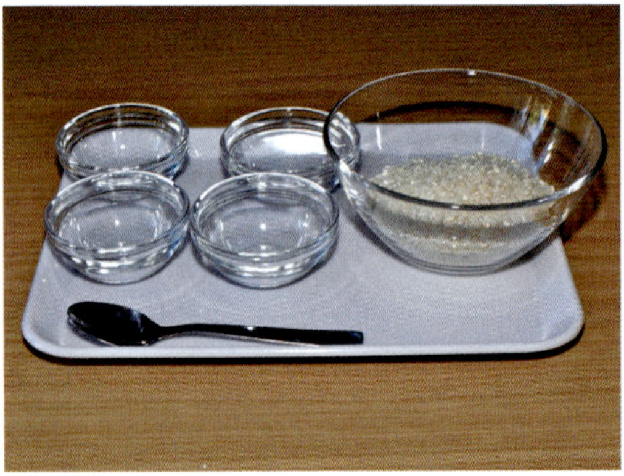

Vorbereitete Umgebung

- Eine große Schale aus Glas
- Vier kleine Glasschalen
- Reis
- Löffel
- Tablett

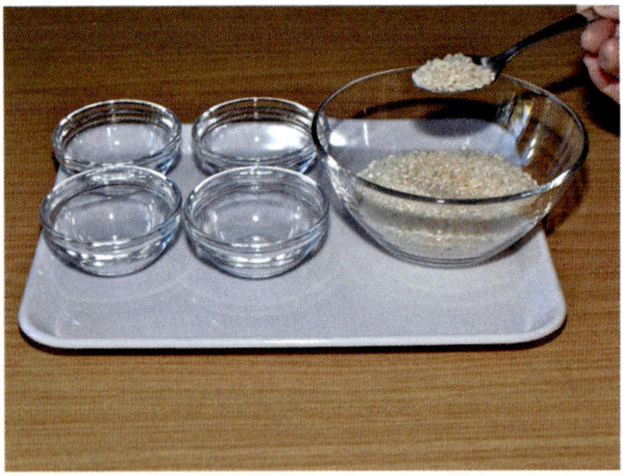

1.
Löffel mit der linken Hand aufheben.

2.
Löffel mit Daumen, Zeigefinger und Mittelfinger der rechten Hand umfassen.

3.
Löffel mit Reis füllen.

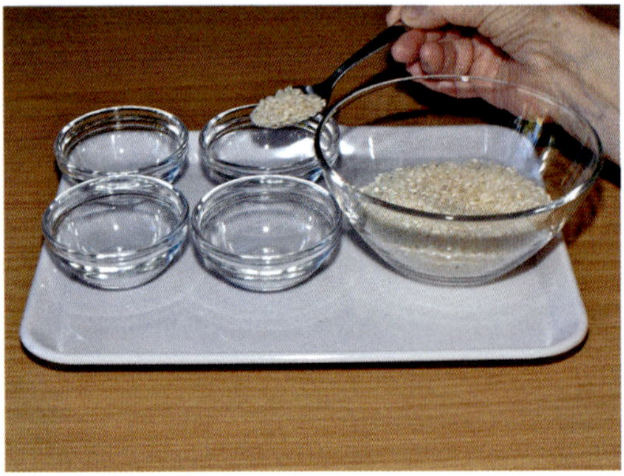

4.
Löffel mittig über eine kleine Glasschale halten.

5.
Löffel kippen und die Reiskörner in die kleine Schale rieseln lassen.

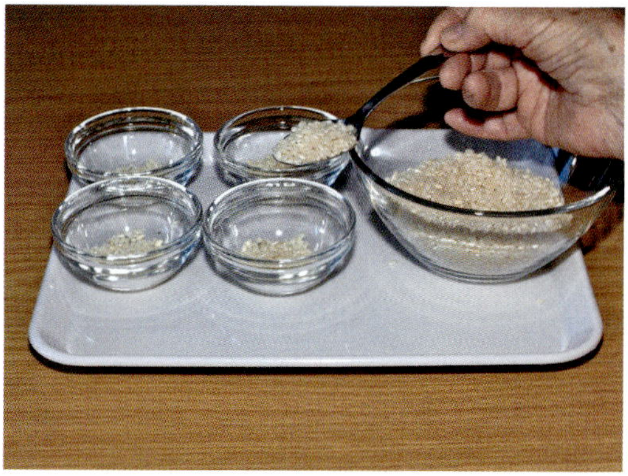

6.
Alle vier kleinen Glasschalen füllen.

7.
Die restlichen Reiskörner von der großen in eine der kleinen Schalen schütten.

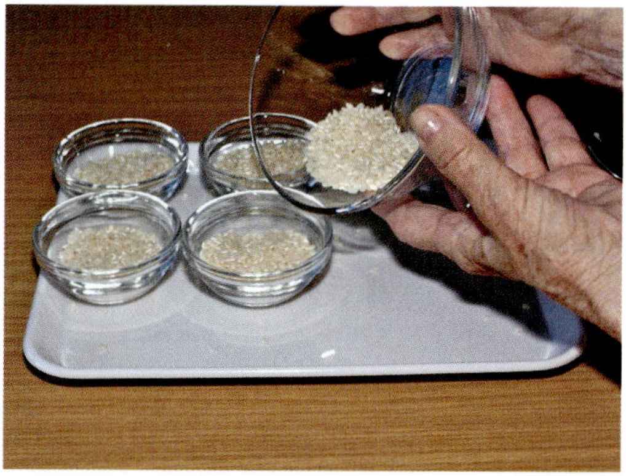

Schlussbild:
Die Reiskörner sind auf die vier kleinen Schalen aufgeteilt.

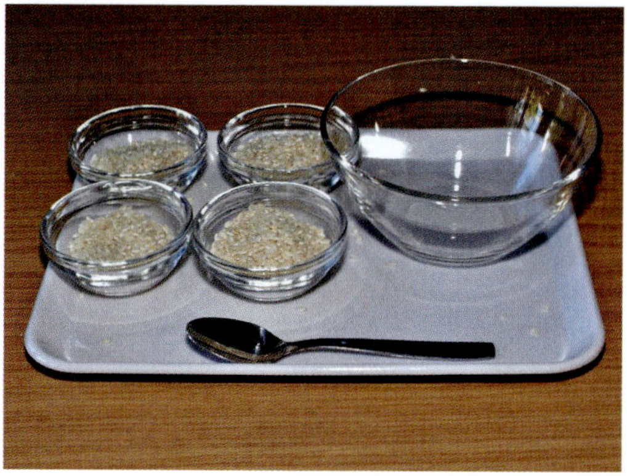

Schöpfen

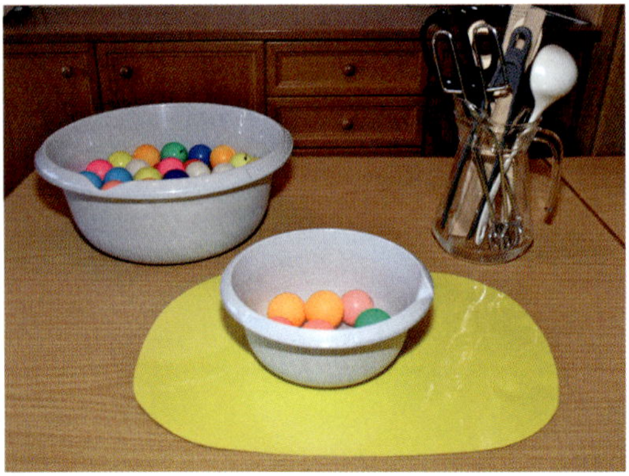

Vorbereitete Umgebung

- Eine große Schüssel mit Wasser
- eine kleine Schüssel (ohne Wasser)
- bunte Tischtennisbälle
- Gefäß mit verschiedenen Löffeln, Zangen, Schöpflöffel usw.
- Unterlage, Wischtuch

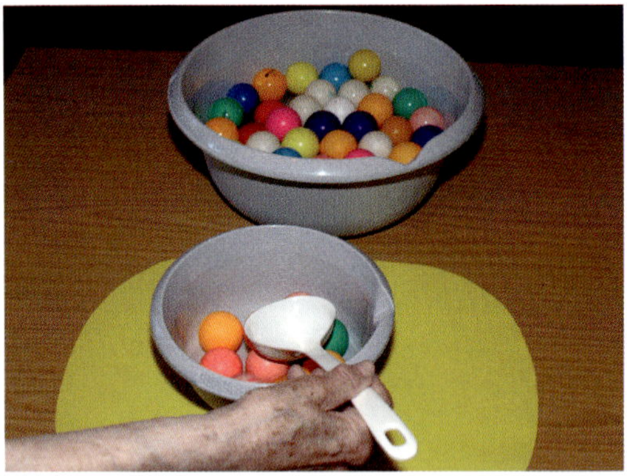

Zu Beginn der Übung liegen die Bällchen in der kleinen Schüssel ohne Wasser.

1.
Mit Daumen und Zeigefinger den Schöpflöffel in die Hand nehmen.

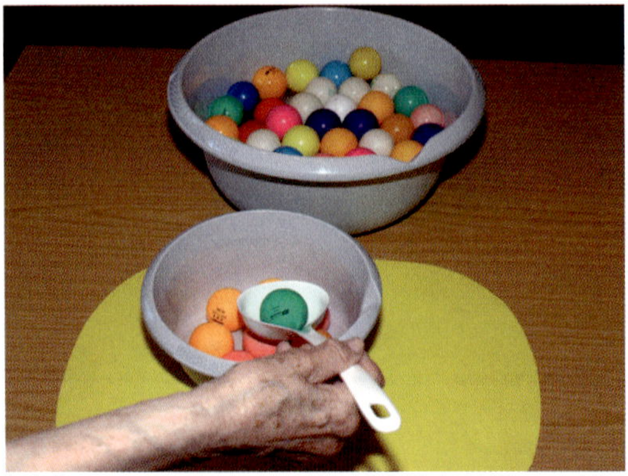

2.
Mit dem Schöpflöffel ein Bällchen aus der Schüssel nehmen.

3.
Das Bällchen in die Schüssel mit Wasser geben.

4.
Schritt 2 und 3 einige Male wiederholen.

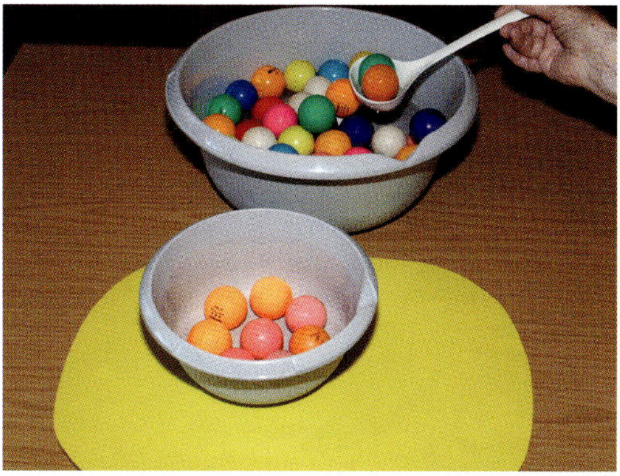

5.
Die Bällchen wieder zurück in die eigene Schüssel bringen.

Varianten:

6.
Eine Brotzange mit der spitzen Seite in die linke Hand nehmen.

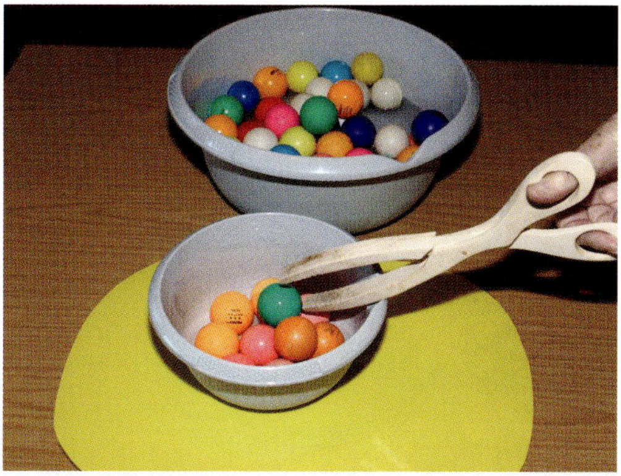

7.
Daumen und Zeigefinger der rechten Hand in die Grifföffnungen geben.

8.
Mit der Zange ein Bällchen greifen und in die Wasserschüssel legen.

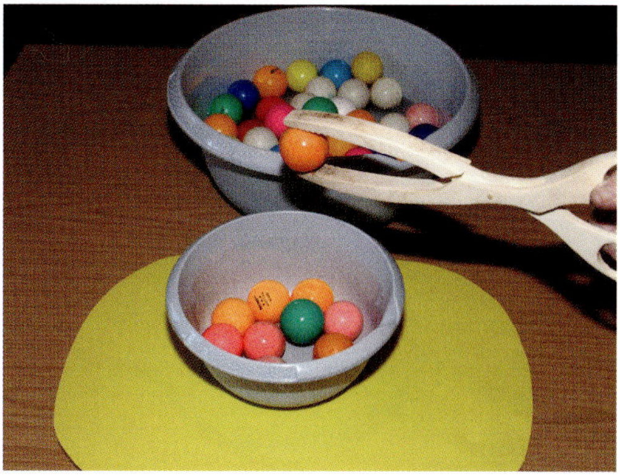

9.
Wenn alle Bällchen in der Wasserschüssel sind, werden sie mit der Brotzange wieder zurückgeholt.

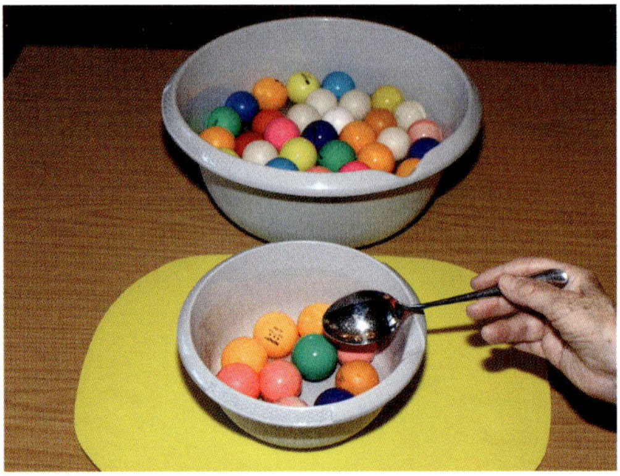

10.
Danach können die Bällchen mit einem Suppenlöffel in die Wasserschüssel gelegt werden.

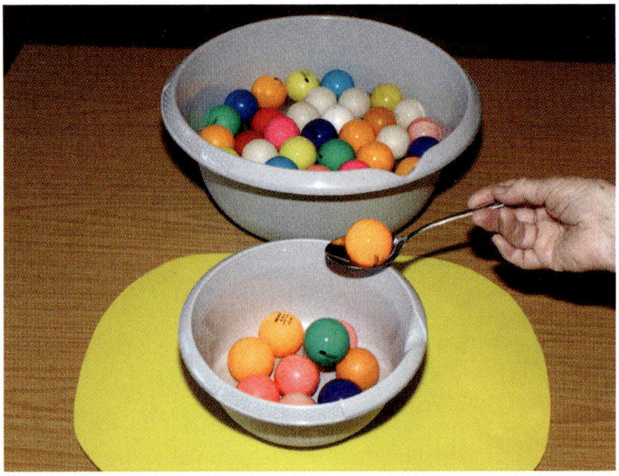

11.
Zum Schluss werden alle Bällchen mit dem Suppenlöffel wieder in die eigene Schüssel geholt.

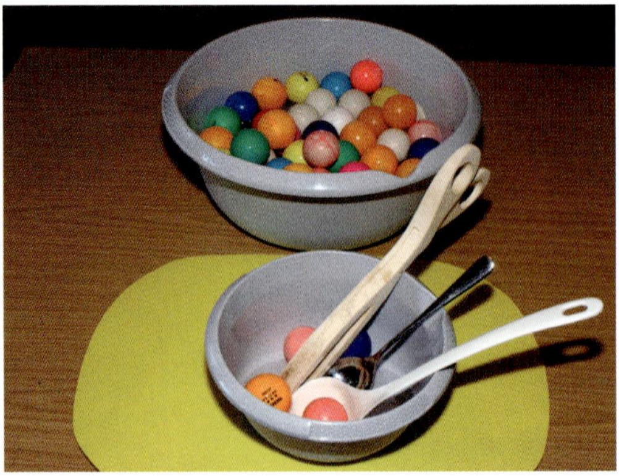

Schlussbild

Weiterführende Arbeit:
Beim nächsten Mal können noch andere Küchenutensilien, die sich für diese Geschicklichkeitsübung eignen, zum Einsatz kommen, z. B. Lochschöpfer oder Grillzange.

Zehnerspiel mit Würfeln

Vorbereitete Umgebung

- Montessori-Material „Einführung in das Dezimalsystem" bestehend aus: Einerkuben in einem Körbchen, Zehnerstangen, Hunderterquadraten, Tausenderkubus
- Würfel, Würfelbecher
- Unterlage

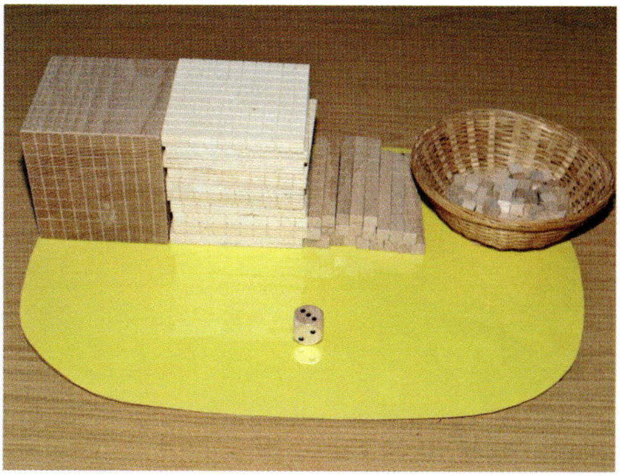

1.

Den Würfel in den Becher legen, den Becher schütteln, umdrehen und den Becher hochheben.
Der Würfel zeigt z. B. fünf Punkte.

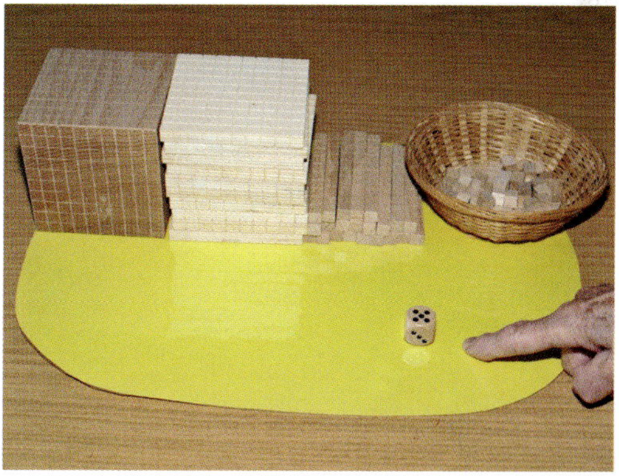

2.

Kleine Einerkuben aus dem Körbchen nehmen, entsprechend der gewürfelten Zahl - in unserem Beispiel fünf.

3.

Die Einerkuben in eine Reihe legen.

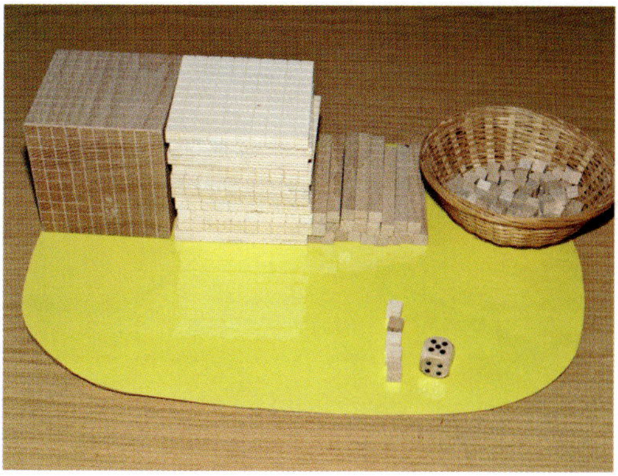

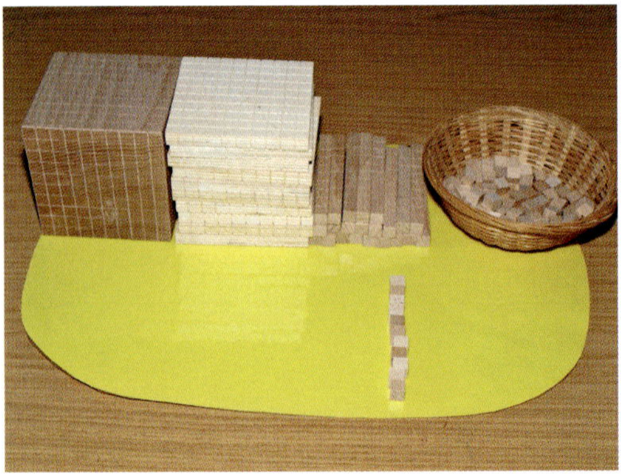

4.
Weiter würfeln, bis mindestens zehn kleine Einerkuben in einer Reihe untereinander liegen.

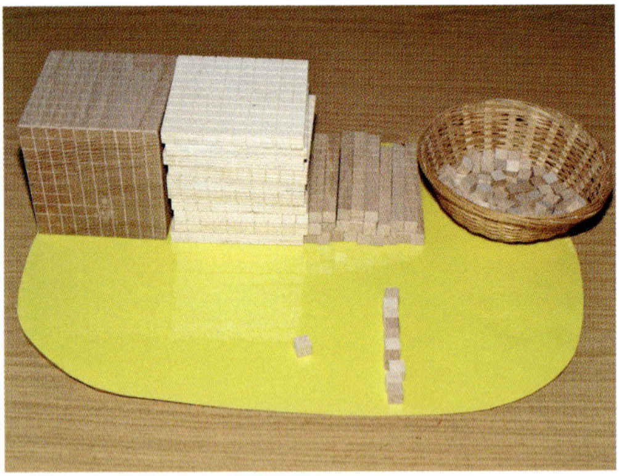

5.
Die Kuben langsam zählen.

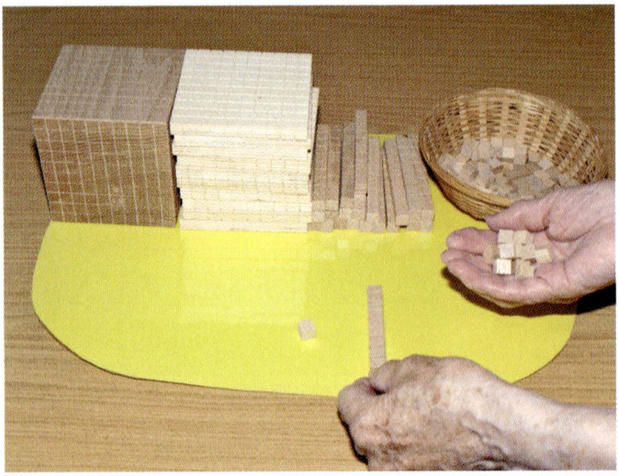

6.
Zehn Einerkuben in die Hand nehmen und gegen eine Zehnerstange tauschen.

Die Einerkuben zurück in das Körbchen legen.

7.
Wieder Würfeln und nun Zehnerstangen entsprechend der gewürfelten Zahl legen.

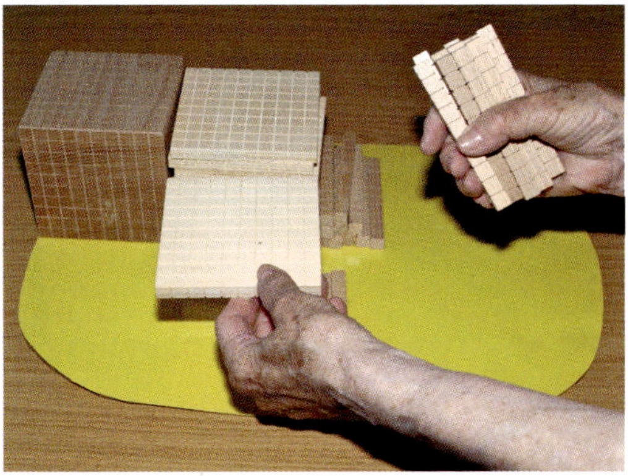

8.
So fortfahren, bis mindestens zehn Zehnerstangen erwürfelt wurden.

9.
Zehn Zehnerstangen umtauschen gegen ein Hunderterquadrat.

Die Zehnerstangen zur Seite legen.

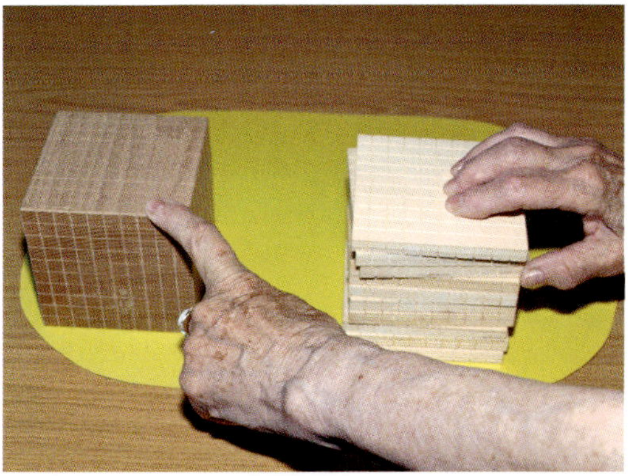

10.
Wieder würfeln und für die angegebene Würfelzahl Hunderterquadrate holen. So lange fortfahren bis zehn Quadrate erwürfelt wurden.

11.
Zehn Quadrate gegen einen Tausenderkubus eintauschen.

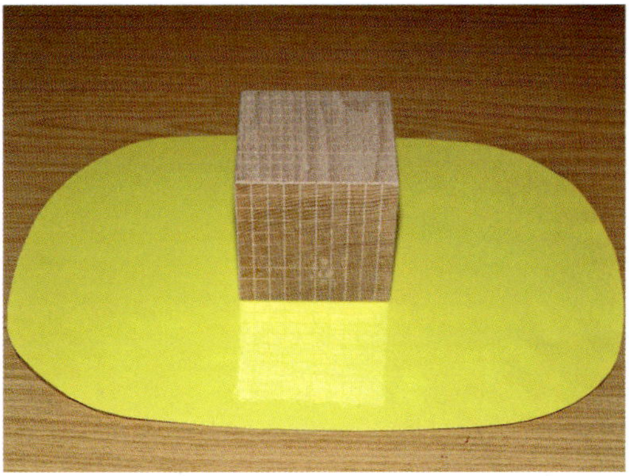

Spiel- und Beschäftigungsmaterial

Verschiedene Memory-Spiele

Memory ist ein ideales Spiel für Senioren. Die Geschicklichkeit der Finger wird in gleicher Weise trainiert wie das Gedächtnis. Außerdem muss auf die Mitspieler Rücksicht genommen werden. Durch die unterschiedlichen Themenkreise der Bilder können neue Erkenntnisse gesammelt, Erinnerungen geweckt und Gespräche über die Bilder geführt werden.

Wenn die Hände nicht mehr geübt sind, haben einige Senioren Schwierigkeiten, die einfachen Memory-Kärtchen vom Tisch zu nehmen. Ich brauchte einige Zeit, bis ich eine Idee hatte, wie ich den Senioren das Aufnehmen der Kärtchen erleichtern könnte. Ich sammelte Dosendeckel aus Plastik, von runden Dosen, alle von der gleichen Art und Größe. Diese Deckel sind einen halben Zentimeter dick und können somit leichter aufgenommen und umgedreht werden.

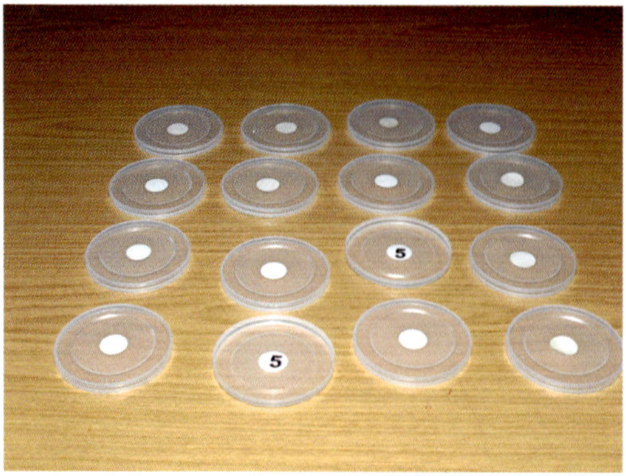

Zahlen-Memory

Für das Zahlen-Memory benötigte ich außerdem Klebekreise in weiß und Klebezahlen von 1 bis 9 in schwarz. Es werden jeweils zwei Deckel mit den gleichen Zahlen angefertigt.

Deckel-Memory mit Bildern

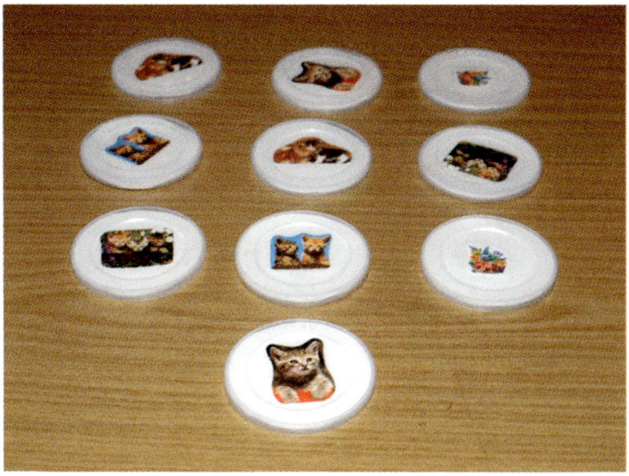

Für ein Bild-Memory werden die Deckel zuerst mit weißem Papier ausgelegt. Auf dieses kann man dann verschiedene Bilder kleben - immer zwei Deckel mit dem gleichen Bild.
Es eignen sich z. B. Bilder von Tieren, Blumen, Obst usw.

Auch Memory-Spiele mit Kärtchen sind leicht herzustellen. Sie benötigen quadratische oder rechteckige Pappkarten und je zwei gleiche Bilder, wenn möglich selbstklebend, dem jeweiligen Thema entsprechend. Diese gibt es in allen größeren Geschäften in der Schreibwarenabteilung.

Die Bilder mittig auf die Pappkarten kleben, die Karten anschließend laminieren. Wenn Sie kein Laminiergerät besitzen, können Sie die Karten in Kopierläden laminieren.

Memory zu Jahreszeiten, Ostern oder Weihnachten

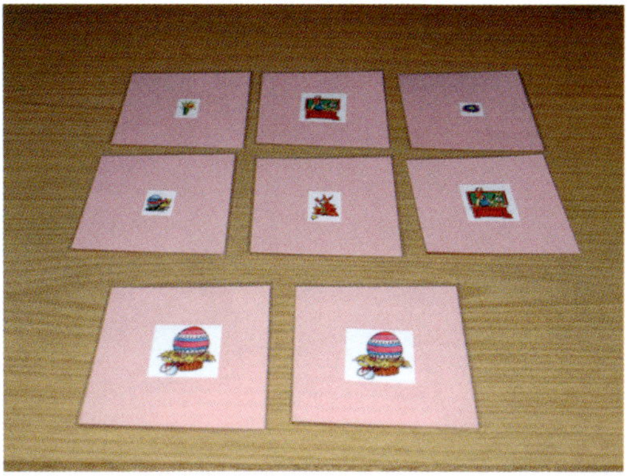

Ein einfaches Memory kann aus jeweils zwei gleichen Postkarten mit Bildern passend zur Jahreszeit oder einem Thema hergestellt werden.

Beispiele: Für ein Frühlings-Memory eignen sich alle Bilder, die zu dieser Jahreszeit passen.

Zum Thema Ostern sind

oft Aufkleber mit passenden Motiven erhältlich.

Für Weihnachten eignen sich Motive wie: geschmückter Tannenbaum, Nikolaus, Engel, Kerzen, Sterne, Weihnachtsblumen, Weihnachtskrippe usw.

Die Memorys können alle Interessensgebiete der Senioren bedienen. Z. B. Blumen, Obst, Städte, Länder, Fußballspieler, berühmte Personen, Autos usw.

Die Karten können auch für Gespräche verwendet werden, wenn die Senioren dazu in der Lage sind: Wie heißt der abgebildete Gegenstand? Wo ist er zu finden? Wer mag diese Blume? Wo wächst sie? usw.

Anschließend noch einige Beispiele:

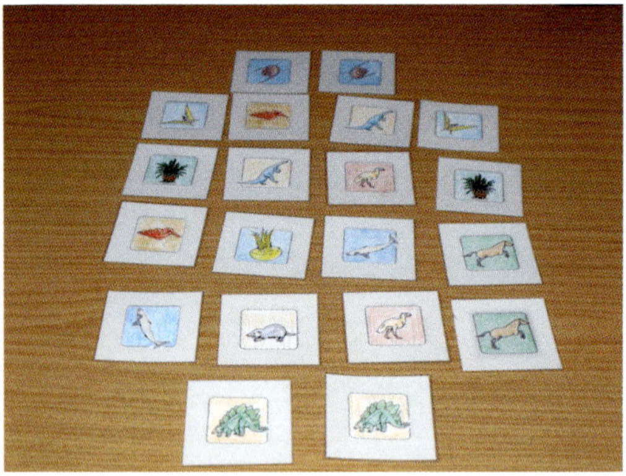

Urzeit-Memory

Die Bilder umfassen Tiere und Pflanzen aus der Entstehungsgeschichte der Erde wie Farne, Dinosaurier, Ammoniten und verschiedene andere Urzeittiere.

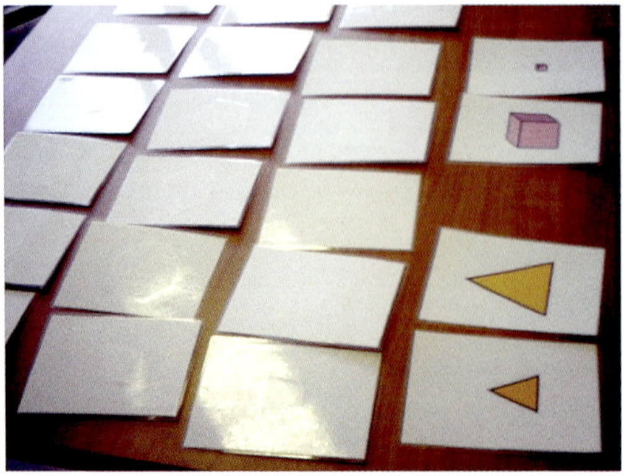

Geometrie-Memory

Unterschiedliche geometrische Formen in verschiedenen Größen müssen erkannt werden.

Legespiele

Legespiele können zu unterschiedlichen Themen (z. B. Obstsorten, Sternbilder, Länder, Wahrzeichen usw.) angefertigt werden. Dieses Material besteht aus:

- Karten mit Bild und Name (Bild-Namenskarten)
- Karten in der gleichen Größe nur mit Bild (Bildkarten)
- Kärtchen mit Namen

Zur Selbstkontrolle finden sich auf der Rückseite aller zusammengehörigen Kärtchen farbige Punkte (pro Set eine Farbe). Die Bildkarten sind zusätzlich mit dem Namen beschriftet.

Alle Legespiele werden nach dem folgenden Ablauf durchgeführt.

Obstsorten

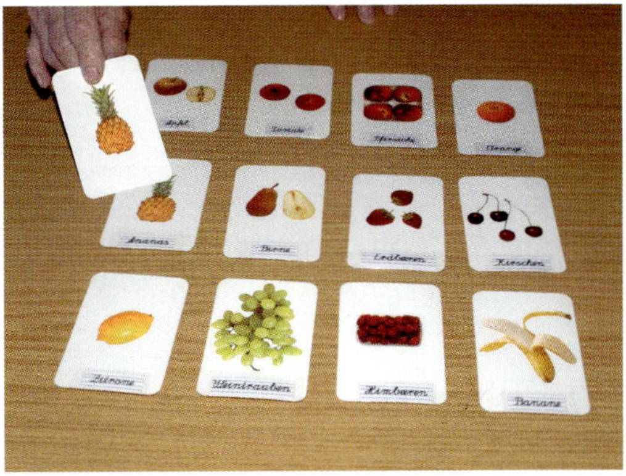

1.
Karten mit bekannten Obstsorten auflegen. Am unteren Rand der Karten sind die Namen des jeweiligen Obstes aufgedruckt.

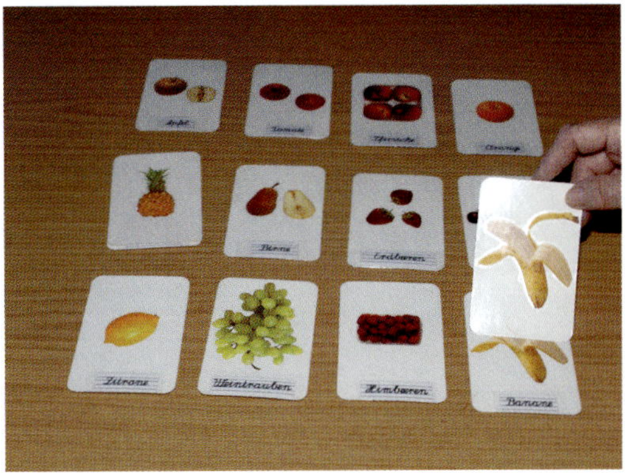

2.
Karten ohne Namen (Bildkarten) unter oder auf die passende Karte mit Namen legen.

3.
So fortfahren, bis alle Bildkarten unter oder auf die entsprechenden Karten gelegt sind.

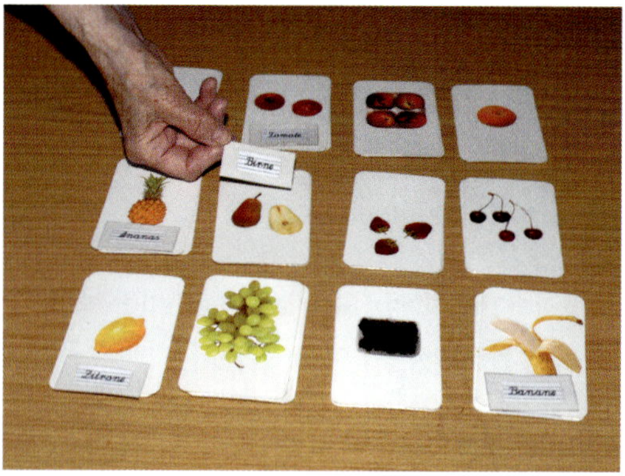

4.
Namenskärtchen auf die Bildkarten legen.

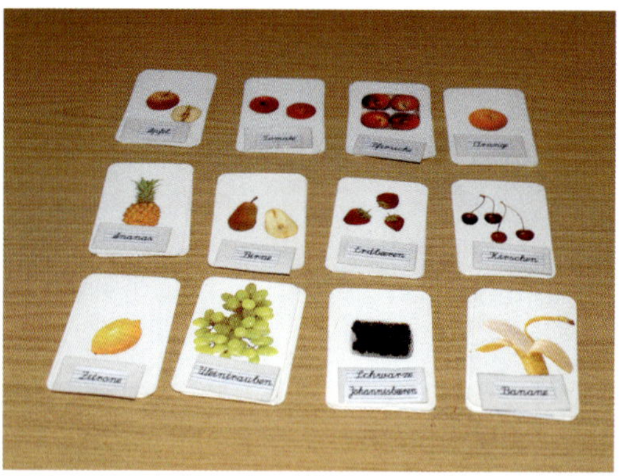

5.
So fortfahren, bis alle Namenskärtchen zugeordnet sind.

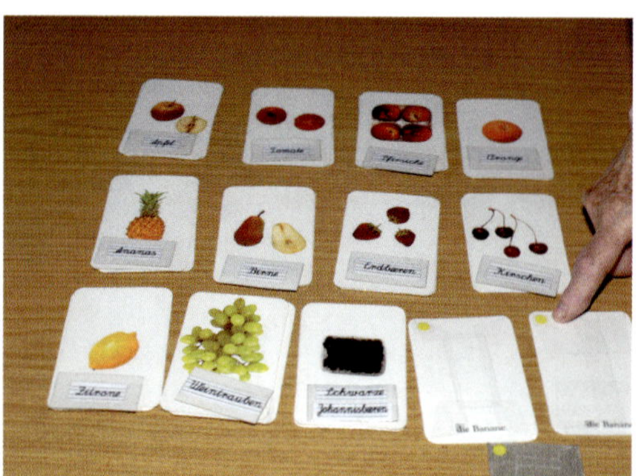

Abschluss: Alle Karten eines Stapels, bestehend aus Bild-Namenskarte, Bildkarte und Namenskärtchen, umdrehen.
Selbstkontrolle: Die farbigen Markierungen auf der Rückseite sowie der Obstname auf den großen Karten sollten ident sein.

Sternbilder

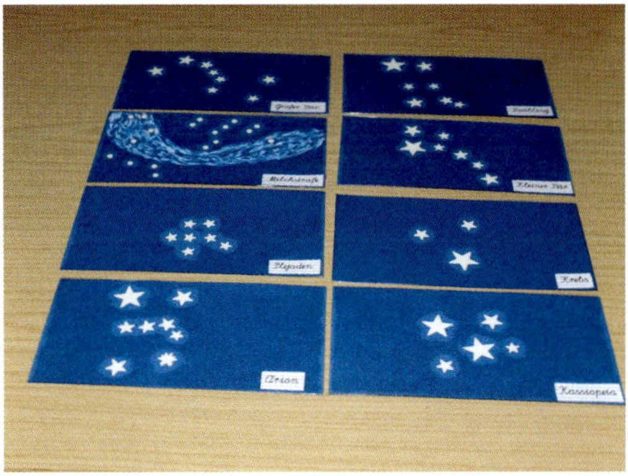

Hinweis
Dieses Material wird besonders schön, wenn die Sterne die Qualität haben, sich im Licht aufzuladen und dann im Dunkeln leuchten.

1.
Bild-Namenskarten auflegen.

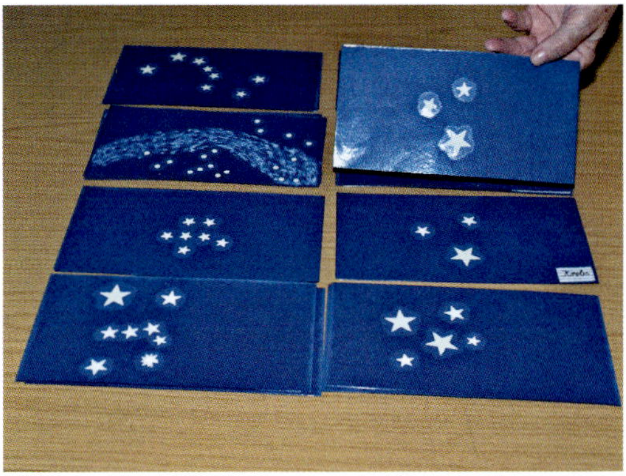

2.
Bildkarten auf die zugehörigen Bild-Namenskarten legen.

3.
So fortfahren, bis alle Bildkarten unter oder auf die entsprechenden Karten gelegt sind.

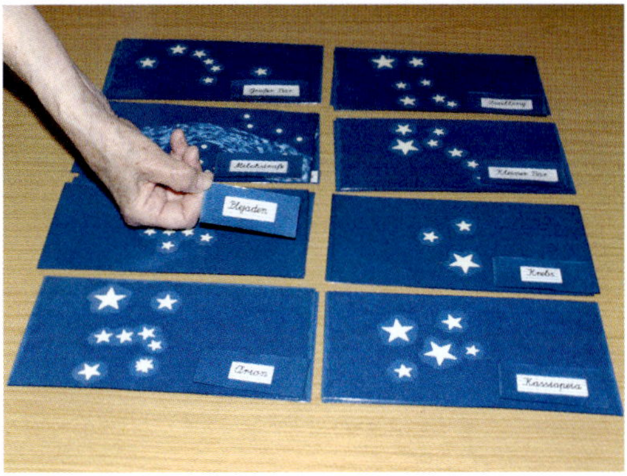

4.
Namenskärtchen auf die Bildkarten legen.

5.
So fortfahren, bis alle Namenskärtchen zugeordnet sind.

Abschluss: Selbstkontrolle

Muschel-Spiel

Im Urlaub am Meer verschiedene Muscheln sammeln, reinigen und den Senioren vorstellen.

Einen Platz vorbereiten. Die Senioren können die Muscheln anfassen, anschauen, nach Größe ordnen, Namen nennen, Namenskärtchen unter die jeweilige Muschel legen, aus vielen Muscheln ein Kunstwerk erstellen.

Vorbereitete Umgebung

- Muscheln in einem Körbchen
- Unterlage
- eventuell Namenskärtchen zu den einzelnen Muscheln

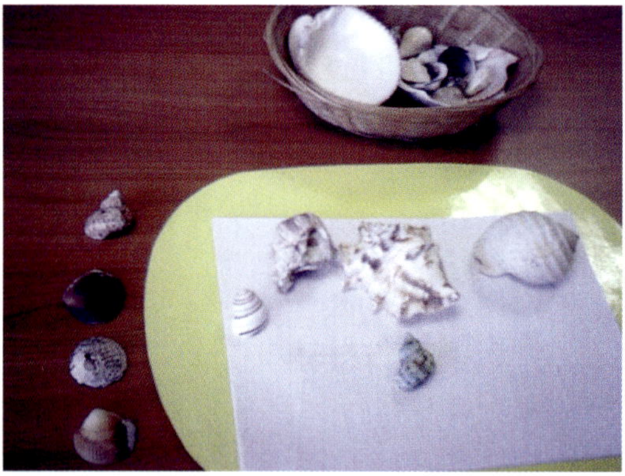

Gemeinsames Spiel: Jeder würfelt und holt sich so viele Muscheln aus dem Korb, wie der Würfel angibt.
Nach fünf Runden kann jeder auf seiner Unterlage ein Kunstwerk legen. Wer möchte, erzählt dann, was seine Muscheln darstellen.

**Wir arbeiten gemeinsam,
unsere Hände schaffen Ordnung,
wir arbeiten Hand in Hand.**
Maria Montessori

Spiel mit Nüssen

Unterschiedliche Arten von Nüssen können für folgende Spiele verwendet werden:

- Nüsse unterscheiden und in verschiedene Gefäße sortieren (Einzelbeschäftigung).
- Würfeln, die gewürfelte Menge Nüsse in das Körbchen zählen.
- Mit den unterschiedlichen Nüssen ein Mandala legen.
- Nüsse knacken mit verschiedenen Nussknackern.

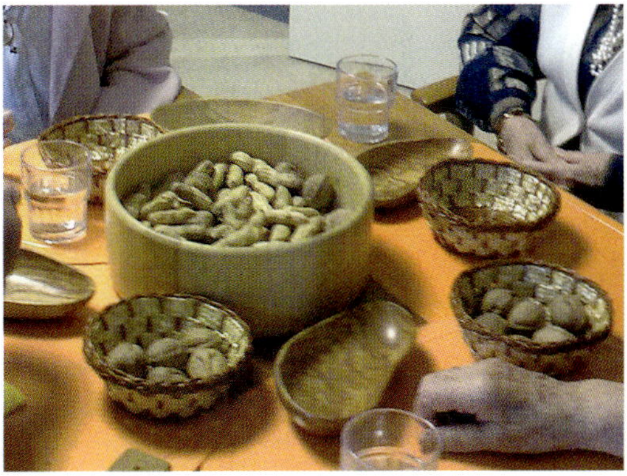

Veeh-Harfe

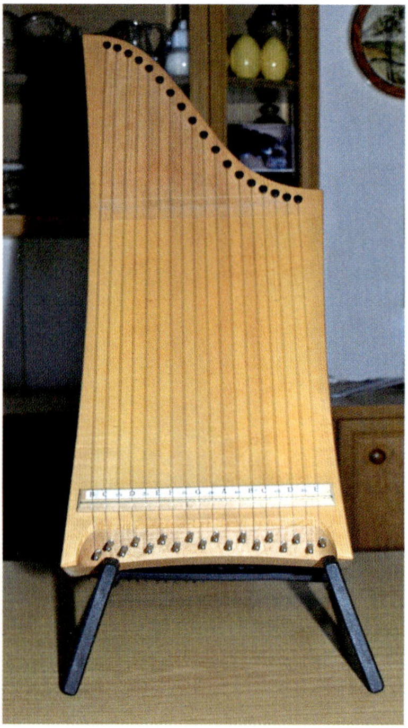

Die Veeh-Harfe wurde von Hermann Veeh für seinen Sohn, der mit Trisonomie 21 (dem Down-Syndrom) geboren wurde, angefertigt.

Herr Veeh beobachtete, dass sein Sohn gerne Musik hörte und auch musizieren wollte. Er versuchte, ein Musikinstrument herzustellen, das leicht zu spielen war und nicht zu laut klang. Nach vielen Versuchen kam er auf ein Instrument, das er Veeh-Harfe nannte.

Man kann diese Harfe auf den Schoß nehmen oder an den Tisch anlehnen, mit der linken Hand die Harfe festhalten und mit dem rechten Zeigefinger die einzelnen Töne anzupfen. Die Harfe passt auch auf Notenständer für Gitarren. Für größere Spieler können auch Tischständer benutzt werden.

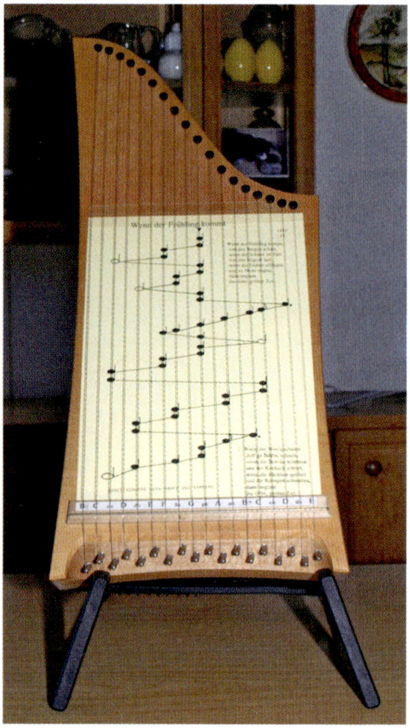

Unter die Saiten der Harfe können die Spielvorlagen geschoben werden, der Spieler zupft dann nach dieser Vorlage bestimmte Punkte an. Denn anstelle der üblichen

Noten werden in der Reihenfolge der zu spielenden Melodie Punkte auf ein Blatt gezeichnet.

Die Spieler brauchen keine Notenkenntnis sondern nur etwas Fertigkeit der Hände. Wer den Zeigefinger nicht gebrauchen kann, kann mit dem Daumen spielen oder auch mit dem Mittelfinger. Sollte die rechte Hand nicht mehr beweglich sein, kann auch die linke Hand das Zupfen übernehmen.

In unserem Seniorenstift sind immer einige Bewohner, die gerne auf der Veeh-Harfe spielen und bei kleinen Festen gemeinsam vorspielen. Stolz werden Besuchern und Bewohnern Lieder vorgetragen.

Wenn Bewohner ernsthaft krank sind und ich ihnen ihre Lieblingslieder auf der Harfe vorspiele, wirken die leisen Töne meist sehr beruhigend auf die Patienten. Man merkt, wie sich ihre Gesichtszüge entspannen.

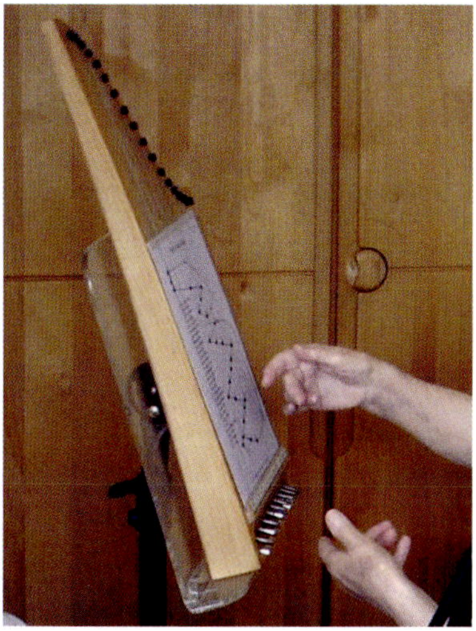

Knete

Die Arbeit mit Knetmasse ist besonders dazu geeignet, die Motorik der Hände zu schulen. Es gibt Knetmasse, die giftfrei hergestellt wird und viele Übungsmöglichkeiten für die Hände beinhaltet.

Vorbereitete Umgebung

- Knetmasse
- Unterlage
- Nudelholz

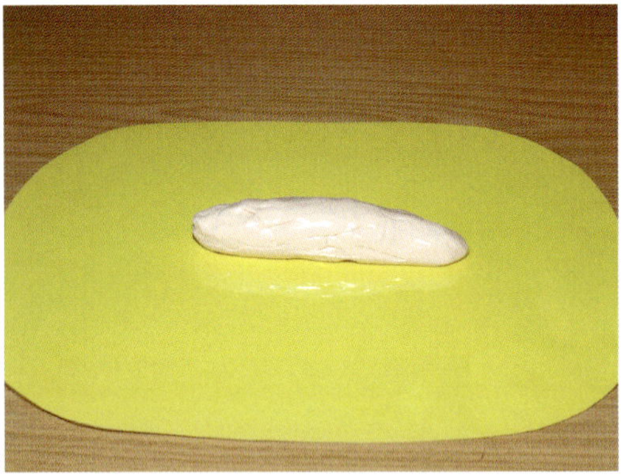

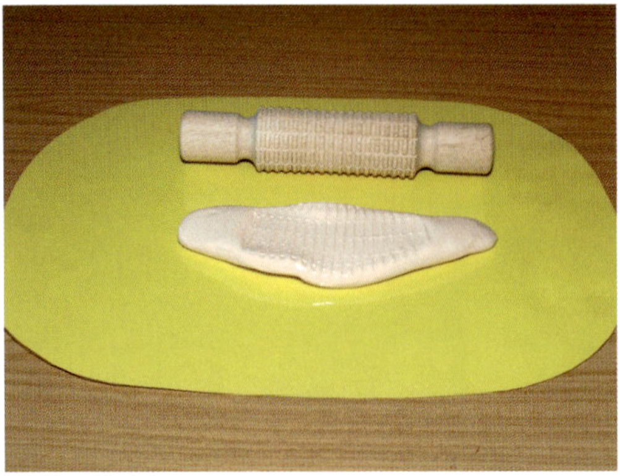

1.
Eine Handvoll Knetmasse auf die Handfläche nehmen und mit der anderen Hand die Knete im Kreis drehen, sodass eine Kugel entsteht. Die Bewegung wechseln und mit der anderen Hand drehen.

2.
Die weiche Kugel auf eine Unterlage legen und diese mit beiden Händen bearbeiten. Die Knetmasse zusammendrücken, die Knetmasse loslassen, wie bei einem Kuchenteig.

3.
Die Knetmasse mit beiden Händen plattdrücken.

4.
Mit einem Nudelholz die Knetmasse dünn ausrollen.

Freies Gestalten:
Ausgerollte Knete in Stücke schneiden, diese ganz dünn ausrollen und daraus Buchstaben legen, Notenlinien mit Noten, Figuren, Phantasiebilder erstellen usw.

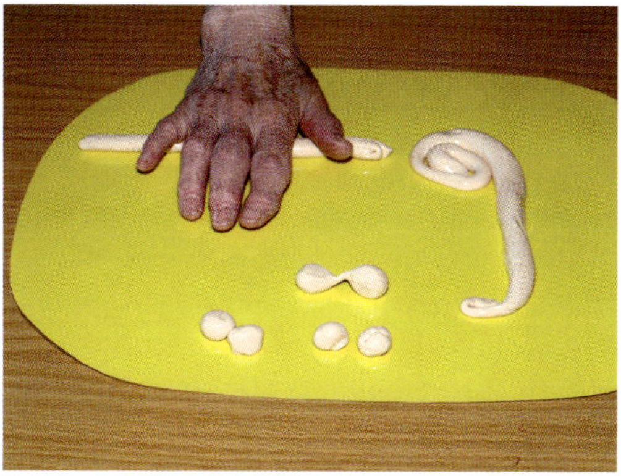

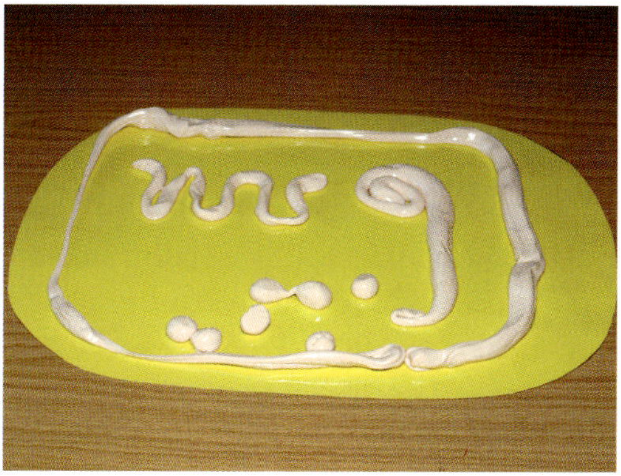

Die Hände sind das Werkzeug der Intelligenz.
Maria Montessori

Feste feiern mit Demenzkranken

Mit Demenzkranken kann auch in Gruppen gefeiert werden, nur muss der Ablauf genau geplant und an alle Störfälle und Lösungsmöglichkeiten gedacht werden.

- Welche Tische werden gebraucht?
- Wie viele Patienten sitzen im Rollstuhl?
- Wie viel Platz brauchen wir für die Rollstühle?
- Kann jeder Rollstuhl bei Bedarf, ohne dass alle rücken müssen, den Raum verlassen?
- Welche Patienten möchten gerne zusammensitzen?
- Welche Patienten brauchen besondere Aufmerksamkeit? (Wer steckt alles in den Mund? Apfel, Banane oder Zwieback mitnehmen.)
- Betreuung der einzelnen nummerierten Tische festlegen.
- Ein Pfleger oder Pflegerin für alle Fälle sollte bereit sein.
- Ein umfangreiches Programm erstellen, das flexibel durchgeführt wird.
- Der Raum sollte motivativ und sinnvoll geschmückt sein.
- Das Fest muss für alle einen Höhepunkt bringen und sich nach den Bedürfnissen der Senioren richten.
- Ein gemeinsames Lied, eine einfache Geschichte oder ein Gedicht sollte das Fest beenden.
- Die geladenen Angehörigen und das Pflegepersonal feiern gemeinsam mit den Bewohnern, die der Mittelpunkt der Feier sind.
- Gäste dürfen bei Bedarf den Raum verlassen und müssen nicht bis zum Ende der Feier bleiben.

Vorschlag für den Programmablauf

1. Kurze Begrüßung
2. Ein passendes Gedicht
3. Ein bekanntes gemeinsames Lied
4. Eine den Bewohnern angemessene Geschichte
5. Eine Bildgeschichte
6. Ein leichtes Spiel, das jeweils an den Tischen durchgeführt wird, mit leiser Hintergrundmusik
7. Verabschiedung und Schlusslied

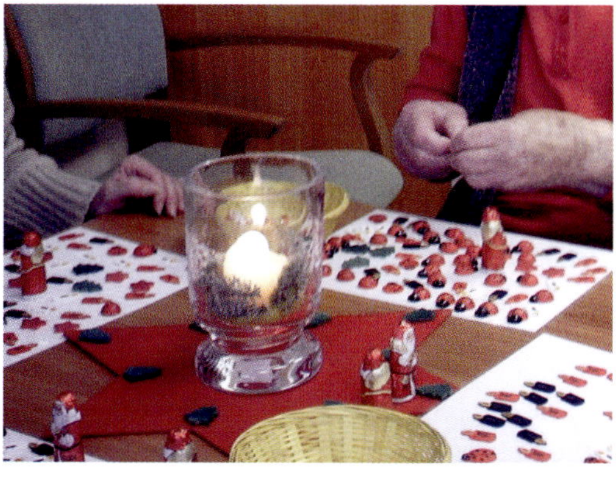

Berichte

Neu im Seniorenheim

Die meisten Senioren-Pflegeheime haben viele Voranmeldungen und eine lange Warteliste, da immer mehr Pflegeplätze benötigt werden und die vorhandene Anzahl den Bedürfnissen nicht nachkommt. Aus dieser Situation kann es passieren, dass plötzlich die telefonische Nachricht kommt: „Sie können morgen bei uns einziehen, ein Zimmer ist frei geworden."

Für die Senioren ist dieser Umzug die letzte Station ihres Lebens. Die meisten begreifen das erst, wenn der Umzug vorbei ist. Meistens kommt ein Angehöriger mit, versucht im neuen Raum einige Möbel aufzustellen, Bilder aufzuhängen und Andenken sichtbar auf den Nachttisch zu legen. Dann geht der Angehörige - mit dem Versprechen: „Ich komme bald wieder."

Der neue Hausbewohner saß im Sessel, sein Fernseher war installiert und eingeschaltet. Herr J war müde, er hatte noch gar nicht begriffen, dass er nicht mehr zu Hause war. Nach einigen Minuten schlief Herr J in seinem gemütlichen, selbst mitgebrachten Sessel ein. Durch lautes Rufen wurde er wach, eine Hand schüttelte ihn und eine fremde Stimme sagte: „Herr J, Sie können jetzt nicht schlafen. Es gibt Abendessen."

Herr J schreckte auf: „Wo bin ich, was wollen Sie von mir?" „Sie sind im Seniorenheim und wir müssen jetzt ins Esszimmer, sonst bekommen Sie heute nichts mehr zu essen." Herr J war ganz verwirrt. „Ich will nach Hause und nicht hier essen." „Sie können nicht nach Hause, Sie wohnen jetzt hier. Kommen Sie mit, ich zeige Ihnen das Esszimmer und Ihren Platz an einem schönen Tisch." Herr J wollte nicht in diesen Saal, er brauchte auch keinen Platz. Er wollte nach Hause. „Bestellen Sie mir eine Taxe, damit ich nach Hause fahren kann." Die Betreuerin wurde ungeduldig: „Ich habe Ihnen doch gesagt, Sie können jetzt nicht nach Hause, Sie müssen schon bei uns bleiben."

Herr J wollte gerade aufstehen und nach Hause gehen, als eine andere Schwester in den Raum kam und mit ruhiger, freundlicher Stimme sagte: „Guten Tag, Herr J. Entschuldigen Sie bitte, dass ich Sie noch nicht begrüßen konnte. Ich bin eben erst gekommen. Ich bin Schwester M und freue mich, dass Sie bei uns sind." Sie schaute sich im Zimmer um und sagte: „Sie haben es hier sehr schön", zeigte auf ein Bild und fragte: „Haben Sie das selbst gemalt?" Herr J schaute die Schwester an und meinte, das Bild habe sein Schwiegersohn gemalt. Die Schwester sprach noch eine Weile mit ihm und fragte dann: „Darf ich Ihnen unseren schönen Essraum zeigen?" Herr J ging mit ihr und setzte sich still an den angebotenen Platz. Für eine Weile hatte er seinen Kummer vergessen.

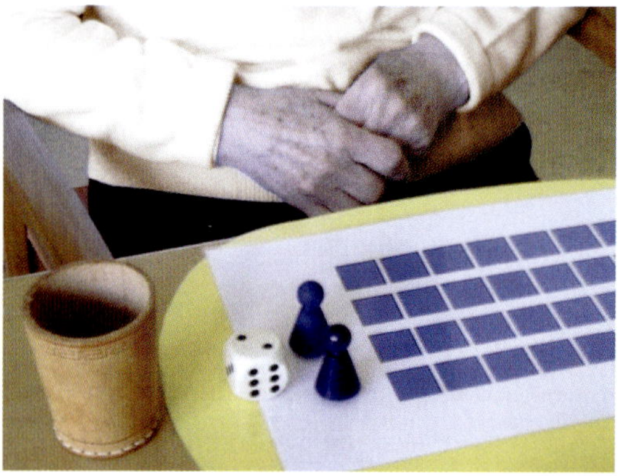

Geholfen hat ihm die zweite Betreuerin durch ihr freundliches und verständnisvolles Verhalten. Herr J freute sich jedes Mal, wenn diese Schwester in sein Zimmer kam. Betrat aber die erste Betreuerin den Raum, reagierte er auf ihre Fragen nicht.

In den ersten Tagen und Wochen wollte er nur nach Hause, nahm an keinem Angebot teil und blieb nach dem Essen im Essraum oft allein an seinem Tisch, verknotete die Finger und Hände und starrte auf den Tisch. Wenn die Geräusche um ihn herum lauter wurden, zum Beispiel beim Geschirrsortieren, zuckte er zusammen. Er hatte offensichtlich Angst und hielt sich manchmal bei lauten Unterhaltungen die Ohren zu.

Ich besuchte ihn mehrmals und wir unterhielten uns. Ich ließ ihn erzählen und irgendwann fragte er mich, ob ich Schach spielen könnte. Ich musste ihm gestehen, dass ich vor 30 Jahren mit meinem Mann Schach gespielt hatte und seither nicht mehr. Er wollte mit mir spielen und mir dabei helfen. Er konnte sehr gut Schach spielen, zeigte mir die einzelnen Figuren, erklärte mir die Regeln und freute sich, dass er immer gewann. Es dauerte sehr lange, bis er mit mir auch aus dem Zimmer und in den Park ging.

Dabei hatte ich nicht bemerkt, dass er immer noch nach Hause wollte. Bei meinen Besuchen einmal in der Woche spielten wir Schach und er erzählte von früher.

Plötzlich bekam ich einen Anruf: Herr J war sehr depressiv und wollte sich das Leben nehmen. Er hatte sich am ganzen Körper mit einem Messer verletzt.

Ich bin heute noch traurig, dass ich das nicht erkannt habe. Auch dieser Vorfall war ein Grund, mich näher mit der Demenzkrankheit zu beschäftigen.

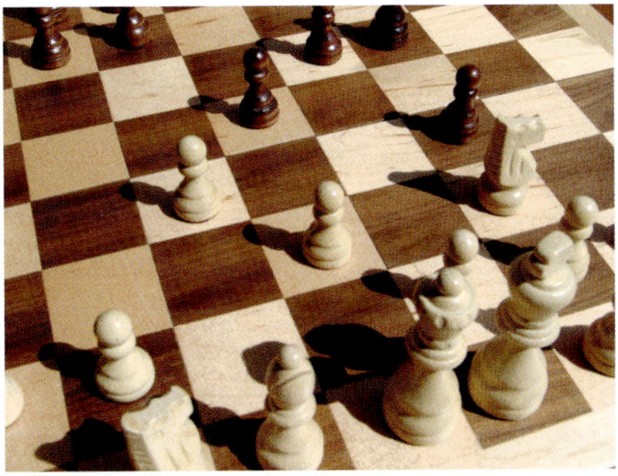

Das muss ich noch oft üben

Nachdem ich im Sommer 2009 eine Einladung zum Sommerfest im Seniorenhaus St. Martin erhalten habe, besuchte ich das Haus und lernte Frau Sp kennen, die mit ihren Angehörigen an meinem Tisch saß.

Frau Sp ist eine stille, liebenswerte Dame, die freundlich grüßte und den Nachmittag interessiert und zufrieden verbrachte. Ihre Angehörigen bedienten sie und sorgten sich sehr um sie, was ihr gar nicht recht war. Sie lehnte die Hilfe öfters ab, mit den Worten: „Das kann ich schon." Ihre Angehörigen hörten nicht auf ihre Worte, sodass sie sich weiterhin bedienen ließ, mich anschaute und mir zuflüsterte: „Da kann ich nichts machen." Die Angehörigen erzählten viel und das Programm war angemessen, umfangreich und vielfältig, sodass der Nachmittag schnell verging.

Am nächsten Morgen besuchte ich die Bewohner der ersten Etage im Haus St. Martin. Um die Senioren kennenzulernen, setzte ich mich ins Esszimmer und sah gleich Frau Sp. Ich ging zu ihrem Platz, stellte mich noch einmal vor und fragte gleichzeitig, ob sie mit mir in den neu eingerichteten Montessori-Raum kommen möchte. Sie stimmte sofort zu. Nachdem fast alle Gäste ihr Frühstück gegessen hatten, holte ich Frau Sp in unser neues Zimmer.

Sie war sehr überrascht. „Das haben Sie alles umgeräumt, bleibt das jetzt immer so?", fragte sie. Ich zeigte ihr einige Beschäftigungsmaterialien, dabei waren auch die Wäscheklammern. „Was machen Sie denn mit den Wäscheklammern?", fragte sie mich. Meine Antwort war: „Darf ich Ihnen zeigen, was wir damit alles tun können?"

Ich bereitete zwei Arbeitsplätze für uns und zeigte ihr die Handhabung. Langsam nachvollziehbar, in kleinen Schritten. Sie war ganz erstaunt, dass man die Wäscheklammern nur mit Daumen und Zeigefinger und viel Kraft auseinanderdrücken konnte. Frau Sp probierte vier Minuten lang das Auf-

und Zudrücken der Wäscheklammern. Danach schaute sie mich lächelnd an und meinte: „Das habe ich nicht gedacht, dass die Wäscheklammern so schwer aufzudrücken sind. Das muss ich noch oft üben." Sie legte die Hände auf den Tisch und bewegte an beiden Händen gleichzeitig Daumen und Zeigefinger, auseinanderspreizen und wieder schließen. Nach ungefähr zwanzig Minuten legte sie die Hände auf ihren Schoß, lachte und sagte: „Jetzt kann ich die Finger wieder viel besser bewegen."

Ich kümmerte mich um einen anderen Patienten, damit sie sich ausruhen konnte, aber nach einigen Minuten rief sie: „Ich habe mich ausgeruht!"

Nun bereitete ich ihr einen Arbeitsplatz vor: eine Unterlage, einen Pappteller und zwei Körbchen mit Wäscheklammern in unterschiedlichen Farben. Danach zeigte ich ihr, wie sie die Wäscheklammern an den Pappteller stecken konnte. (Siehe Bewegungsanalysen im Abschnitt Praxis) Auf meine Frage, ob sie auch einmal probieren möchte, nickte sie.

Über eine Stunde schmückte sie an diesem Morgen den Pappteller mit Wäscheklammern. Sie war stolz auf ihr Werk: „Das muss ich meinem Sohn zeigen, der meint immer, ich könnte nichts mehr."

Eine Woche später wollte sich Frau Sp sofort wieder mit den Wäscheklammern und dem Pappteller beschäftigen. Dieses Mal schaffte sie zwei Pappteller, um dann noch das Spiel mit dem Farbkreis zu spielen. (Siehe Bewegungsanalysen im Abschnitt Praxis)

An einem Montagmorgen kam ihr Sohn, um mit ihr einen Spaziergang zu unternehmen. Sie sagte zu ihm: „Ich kann noch nicht mit dir gehen, ich möchte erst das Spiel zu Ende machen." Der Besucher war so nett und spielte die Farbrunde mit, bevor er sich mit seiner Mutter verabschiedete.

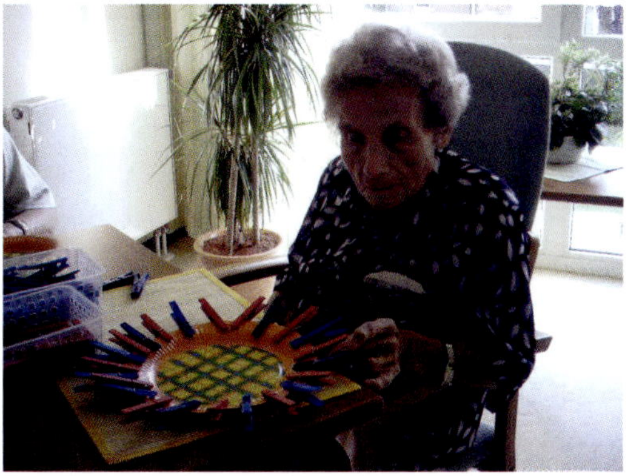

Nach einiger Zeit konnten mehrere Bewohner

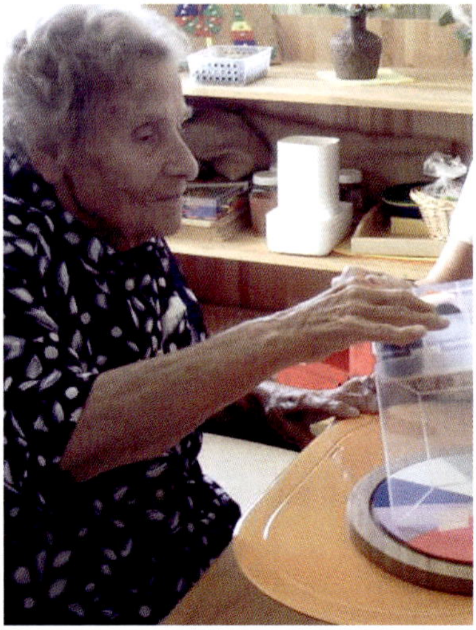

mit den Wäscheklammern umgehen, sodass wir gemeinsam nach Regeln spielen konnten.

In den folgenden Wochen nahm Frau Sp fast jeden Montag an unserem Montessori-Treffen teil. Frau Sp lernte unterschiedliche Beschäftigungen wie mit Sand kneten, um die Hände zu stärken, Perlen im Sand verstecken, Perlen mit verschiedenen Fingern, wie mit Daumen und Zeigefinger, mit Daumen und Mittelfinger, mit Daumen und Ringfinger, mit Daumen und kleinem Finger, wieder aus dem Sand in die Dose legen. Dabei kann die rechte oder die linke Hand genommen werden. Die Perlen können auch mit Pinzetten in unterschiedlicher Größe aus dem Sand geholt werden.

Frau Sp freute sich jeden Montag auf unser gemeinsames Tun. In der Adventzeit bastelte ich ein einfaches, überschaubares Memory aus großen Postkarten mit Bildern weihnachtlicher Motive wie geschmückter Tannenbaum, Nikolaus, Engel, Kerzen, Sterne, Weihnachtsblumen, Weihnachtskrippe usw.

Solche Spiele sind leicht selbst herzustellen und auch zu spielen.

Die Bilder schauten wir uns zunächst an, benannten sie, dann legten wir die Bilder offen hin und suchten das zweite passende Bild dazu. Für einige Bewohner konnte das Spiel erschwert werden, indem die Karten mit der Bildseite nach unten ausgelegt und die gleichen Paare durch Aufdecken gesucht wurden.

Frau Sp führte alle diese Tätigkeiten durch, sodass wir nach einigen Wochen fragen konnten: „Was möchten Sie heute tun?" Mehrere Arbeitsplätze waren schon vorbereitet. Zunächst kam die Antwort: „Ich möchte die Wäscheklammern mit vielen Farben. Ich will einen Musterteller machen." Sie konnte sich gut konzentrieren, ließ sich auch durch laute Geräusche nicht stören. Wenn sie ein oder zwei Pappteller gestaltet hatte, schaute sie sich ihr Werk von allen Seiten an und sagte zu sich selbst: „Das ist gut, ganz gut." Sie legte die Hände auf den Tisch, schaute sich im Raum um und fragte: „Was machen denn die anderen?" Manchmal wollte sie nur zuschauen, ein anderes Mal fragte sie ihre Nachbarin: „Darf ich mitspielen?"

Frau Sp übte im ersten Halbjahr meiner Tätigkeit im Haus St. Martin fast täglich ihre Hände, sie lagen nicht mehr still auf ihrem Schoß. Sie würfelte, nahm Karten vom Tisch, legte sie wieder hin, drehte unseren Kreisel, sie nahm ihr Glas und sie aß alleine. Sie war etwas selbstständiger geworden, selbst wenn es ihr nicht gut ging und sie über Kopfschmerzen klagte, wollte sie doch mit in das Montessori-Zimmer kommen. „Dann geht die Zeit viel schneller vorbei", erklärte sie uns.

Im Frühjahr 2010 merkten wir, dass sie nicht mehr gut sehen konnte. Sie konnte die Farben nicht mehr erkennen, beim Würfeln tastete sie die Ausbuchtungen ab, um die Zahl zu erkennen.

Ich kenne Frau Sp schon seit zwei Jahren. Sie ist weiterhin freundlich, geduldig und zufrieden. Ihre Kräfte haben etwas nachgelassen. Sie braucht jetzt öfter den Rollstuhl und spricht nicht mehr viel. Manchmal sitzt sie am Tisch und schaut aus dem Fenster. Ihre Mimik strahlt Ruhe und Zufriedenheit aus. Sie lächelt, als träume sie. Oder sie sieht eine Welt, die wir nicht sehen können.

Frau Sp wünscht sich in letzter Zeit, dass jemand Harfe spielt und sie mitsingen kann.

Ich bin sehr dankbar, dass ich Frau Sp kennenlernen durfte und ich sie immer noch begleiten darf.

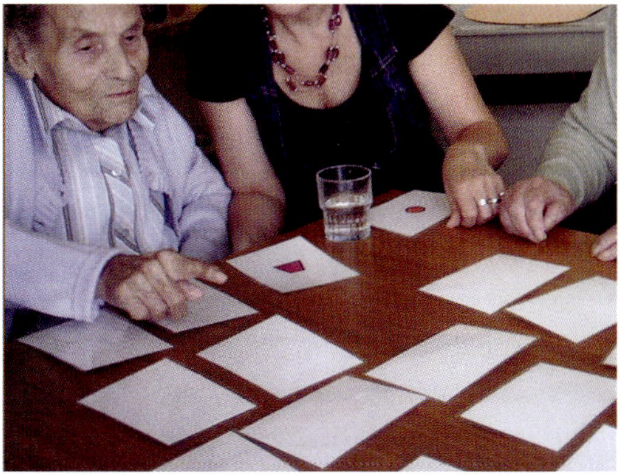

Die Hände wieder bewegen

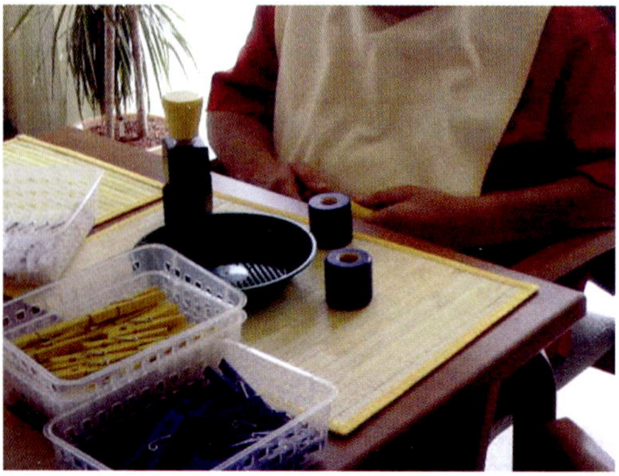

Am ersten Tag meiner Arbeit in der 2. Wohngemeinschaft Haus Katharina fand ich Herrn K alleine im Essraum. Er trippelte mit den Füßen unter dem Tisch, dabei sagte er demonstrativ: „Ja ja ja ja jajajajajaja", stand auf, setzte sich hin, trippelte, lehnte sich auf seinem Stuhl zurück, faltete die Hände und legte sie auf den Tisch. Nach kurzer Zeit begann er wieder, mit den Füßen unter dem Tisch, im schnellen Rhythmus auf ab, auf ab, zuerst langsam, dann immer schneller werdend, nach gewisser Zeit ließ er sich wieder in den Stuhl fallen, schloss die Augen, lächelte, faltete die Hände, legte diese für kurze Zeit auf den Tisch. Diese wiederholende Tätigkeit beobachtete ich unbemerkt einige Male, dann ging ich an seinen Tisch und begrüßte ihn: „Guten Tag, Herr K." Er reagierte nicht und schaute weiter auf seine gefalteten Hände. Ich verließ lautlos den Raum.

Nach 30 Minuten beobachtete ich Herrn K wieder unbemerkt. Seine Tätigkeit verlief wie schon beschrieben: trippeln, aufstehen, setzen, Hände falten, ausruhen. Darauf hatte ich gewartet.

Ich begrüßte ihn: „Guten Morgen, Herr K. Ich bin Frau Klein und möchte Sie begrüßen." Herr K schaute mich verwundert an, sonst kam keine Reaktion. Trotzdem blieb ich neben ihm sitzen und erzählte ihm, dass wir ein Zimmer eingerichtet haben, um zu spielen. Herr K reagierte nicht. Er war aus seinem Rhythmus und schaute mich unruhig an, sonst aber keine Reaktion. Ich verabschiedete mich: „Auf Wiedersehen, Herr K, ich komme wieder."

Nach einer Stunde ging ich erneut in den Essraum. Herr K sah mich sofort, seine Augen verfolgten mich. Erneut stellte ich mich vor und sagte: „Herr K, kommen Sie mit mir, ich möchte Ihnen das neu eingerichtete Zimmer zeigen." Ich glaube nicht, dass er mich verstanden hat, aber er ging mit mir. Den Rollator fest in seinen Händen spazierten wir über den Flur. Bei dieser Gelegenheit erreichten wir auch das neu gestaltete Montessori-Zimmer.

„Herr K, darf ich Ihnen das Montessori-Zimmer zeigen? Das kennen Sie noch nicht. Wir haben es gestern erst fertig eingerichtet." Herr K ging mit mir in das Zimmer und setzte sich auf einen Stuhl am Fenster. Ich gab ihm Schrauben und die passenden Gegenstücke und zeigte ihm ganz langsam die Handhabung. Herr K steckte die Schrauben in den Mund. Damit hatte ich nicht gerechnet. Ich musste schnell handeln, wollte ihn aber nicht erschrecken. Ich nahm auch eine Schraube in den Mund, verzog mein Gesicht und meinte: „Iiih, das schmeckt nicht!" Herr K schaute mich an, verzog auch sein Gesicht und spuckte die Schraube aus. Ich war sehr erleichtert.

Zum Glück habe ich auch größere Gegenstände, die zusammengeschraubt werden können. Dieses Material beinhaltet Kugeln, Würfel, Prismen und Quader.

Ich legte das Material geordnet vor Herrn K auf den Tisch. Dann nahm ich den ausgehöhlten Würfel mit Mittelfinger, Zeigefinger und Daumen, umfasste mit allen Fingern der rechten Hand die Kugel, steckte die Schraubvorrichtung langsam gerade über die Öffnung der Kugel und drehte die Schraubvorrichtung ganz langsam, bis die Kugel sich nicht mehr drehen ließ und ein kleiner Turm vor uns stand. Alles direkt vor Herrn K.

Die Bewegungen wiederholte ich in Form, Gleichmäßigkeit und Ruhe. Nach dieser langsamen Einführung fragte ich Herrn K: „Möchten Sie auch einmal probieren?" Ich ging zu einem anderen Tisch und beobachtete Herrn K unbemerkt.

Er schaute einige Zeit auf die Schrauben-Bausteine, dann faltete er die Hände und nach für mich unendlich langen 4 Minuten holte Herr K sich aus dem Körbchen einige Bausteine heraus und betrachtete sie längere

Zeit. Nach weiteren 3 Minuten versuchte er, langsam und bedacht eine Kugel auf den Quader zu schrauben. Herr K beschäftigte sich an diesem Tag mit Ruhepausen von 9.30 bis 11.30 Uhr.

Am Ende der Beschäftigung lese ich meistens eine Geschichte vor, z. B. *Oma und Frieder*. Herr K saß still, ohne Fußtrippeln, schaute zum Schraubenmaterial, schob die fertigen, unterschiedlichen Türme von einer Stelle zur anderen, schaute sich im Zimmer um, schaute auf seine Hände und lächelte.

Um 11.45 Uhr verabschiedeten wir uns und wünschten uns einen schönen Tag. „Auf Wiedersehen, bis zum nächsten Mal." Die einzelnen Bewohner wurden in den Essraum begleitet. Nur Herr K wollte unseren Raum nicht verlassen. Wir räumten den Raum auf und Herr K war immer noch da. Wir wussten zunächst nicht, was wir tun sollten. „Herr K, wir möchten alle zum Essen gehen." Ich ging zur Tür. Herr K nahm seinen Tisch und schob ihn in Richtung Tür. Ich ließ ihn den Tisch schieben, aber der Tisch passte nicht durch die Tür. Herr K schaute mich hilflos an. „Herr K, einen Augenblick, ich hole Ihren Rollator, der passt durch die Tür." Ich war froh, dass mir das eingefallen war. Mit dem Rollator ging Herr K ohne Schwierigkeiten durch die Türe und in den Essraum.

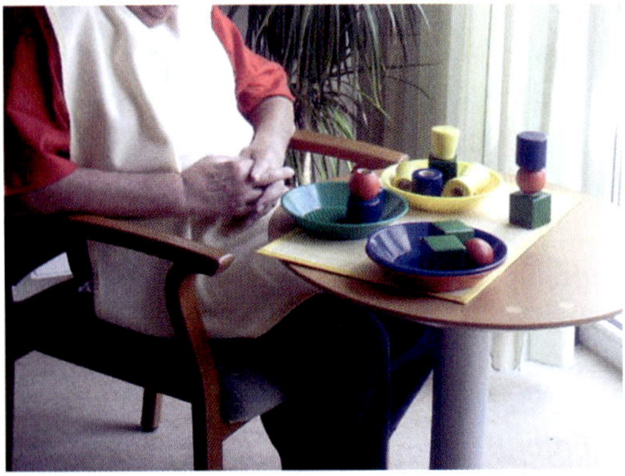

Gefaltete Hände

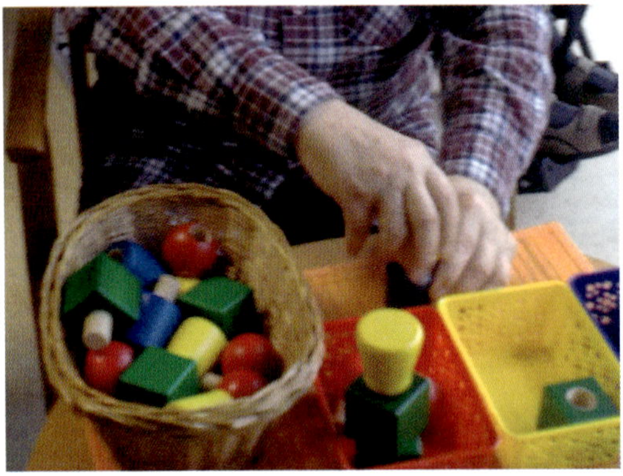

Erste Schraubbewegungen

Da ich regelmäßig jeden Montag von 9.00 bis 12.30 Uhr in der 1. Wohngemeinschaft anwesend bin und dienstags in der 2. Wohngemeinschaft nach der Montessori-Pädagogik adäquate Beschäftigungen anbiete, konnte eine gewisse Vertrautheit entstehen. Die Bewohner freuten sich jedes Mal uns zu sehen, sie erzählten, so weit wie möglich, was in der Woche geschehen war, und manche fragten: „Lesen Sie heute zum Schluss wieder von Oma und Frieder vor? Können wir die Sterne noch einmal sehen? Haben Sie wieder etwas Neues?"

Wenn Herr K mich sah, wollte er sofort mit in das Spielzimmer, auch wenn er sein Frühstück noch nicht gegessen hatte.

In den ersten Wochen beschäftigte er sich nur mit den Schraubenbausteinen. Nach etwa fünf Wochen stand er nach einer Stunde Beschäftigung mit den Spielschrauben alleine auf, stellte sich an einen Tisch, an dem sich vier Bewohner mit einem Farbspiel beschäftigten. Wir waren bemüht, unser Erstaunen nicht zu zeigen, auch die anderen Patienten ließen sich nicht stören. Obwohl er am Tisch stand und sich mit beiden Händen abstützen musste, freute er sich. Er lächelte jedes Mal, wenn der Zeiger des Farbkreises auf einer bestimmten Farbe anhielt und der Spieler sich den passenden Kreis aus Moosgummi an seinen Platz holte.

Erst nach acht Minuten konnten wir ihm einen Stuhl anbieten. Eine Mitbewohnerin zeigte ihm die Handhabung des Farbspiels und führte seine Hände. Alle waren sehr verwundert, weil Herr K mitspielte. Er hatte über ein halbes Jahr den Tag im Essraum verbracht, nur wenn er Besuch bekam, verließ er den Raum. Oder wenn seine innere Unruhe ihn überfiel, dann ging er so schnell wie möglich über die Flure, bis er nicht mehr konnte, danach führte man ihn wieder in den Essraum.

Mit der Zeit hatte sich Herrn Ks Hand- und Fingerfertigkeit sehr stark verbessert, sodass wir ihm schwierigere Tätigkeiten anbieten konnten. Ich bereitete ihm seinen Platz vor: eine Korkunterlage, ein Körbchen mit Fröbel-Holzfiguren wie Tiere, Bäume, Menschen, Blumen. Ich sortierte die Tiere, Katze zu Katze, Hund zu Hund, legte die Holztiere wieder in das Körbchen und fragte: „Möchten Sie einmal probieren?" Dieses Mal dauerte es nicht lange und Herr K sortierte zunächst die Tiere, dann so viele Holzfiguren, bis auf der Korkunterlage kein Platz mehr war. Herr K nahm die kleineren, flachen Holzfiguren nicht in den Mund.

Herr K sprach in den ersten Wochen kein Wort, manchmal lallte er für mich unverständliche Laute. Umso größer war für uns die Freude, als nach einigen Wochen auf unsere Begrüßung, „Guten Morgen, Herr K“, die etwas unverständliche Antwort kam: „Mmoorgen.“ Ein anderes Mal, bevor alle Teilnehmer zum Essen gingen und wir uns für den gemeinsamen Morgen bedankten, murmelte Herr K: „Danke.“ Dieses Wort war für uns eine rührende Freude, wir hatten ihn etwas aus seiner Isolation holen können. Wenn er im Montessori-Raum anwesend war, hellte sich sein Gesicht auf. Manchmal lächelte er still, schaute nach draußen, reagierte auf jedes Geräusch, klatschte manchmal in die Hände, konnte aber auch still in sich gekehrt dasitzen, die Mimik entspannt, als träumte er von früheren schönen Zeiten.

Wenn Herr K bei uns war, steckte er nichts Ungenießbares mehr in den Mund. Bei der Weihnachtsfeier 2009 in der Cafeteria, für ihn wahrscheinlich unbekannt und unsicher, steckte er die Weihnachtsdekoration und Tannengrün in den Mund. Bei späteren Festen oder Zusammenkünften nahmen wir die Schraubenbausteine mit. Wenn er dieses Beschäftigungsmaterial entdeckte, holte er es sich ganz nah, hielt den Korb mit den Bausteinen fest, um ab und zu damit zu hantieren.

Nach einem halben Jahr konnten wir beobachten, dass sich die Krankheit bei Herrn K nicht verschlechtert hatte und dass in der Motorik kleine Fortschritte bemerkbar waren. Seine Lebensqualität hatte sich positiv verändert.

Einige der Bewohner spielten die Veeh-Harfe. Herr K hörte sehr gerne zu. Er setzte sich beim Zuhören entspannt auf dem Stuhl zurück, faltete die Hände und schaute verwundert lächelnd in die Luft. Mir kam es so vor, als sähe er eine uns unbekannte, andere Welt. Er wirkte dann sehr zufrieden. Sein Gesundheitszustand schien zu dieser Zeit stabil zu sein.

Im Januar 2010 besuchte ich an manchen Nachmittagen einzelne Bewohner, um sie näher kennenzulernen und um aus den Erkenntnissen meine Angebote planen zu können. Ich war mit einer Patientin im Montessori-

Raum, als es klopfte. Ein Freund von Herrn K kam vorsichtig, sich entschuldigend in den Raum, dahinter Herr K. Der Freund meinte, Herr K hatte mich gesehen und wollte unbedingt zu mir. Natürlich ließ ich beide eintreten. Herr K zeigte zur Tür und wollte, dass sein Freund nicht mit zu uns kommen sollte. Ich gab ihm Legetäfelchen und eine Unterlage und sagte ihm, dass ich mich mit Frau B unterhalten möchte, aber wenn nötig für ihn da wäre. Er beschäftigte sich ganz still und zeitweise konzentriert mit den Legetäfelchen. Der Freund von Herrn K klopfte nach 45 Minuten und sagte zu Herrn K: „Ich muss gleich nach Hause. Kommst du jetzt noch kurze Zeit mit in dein Zimmer?" Herr K ging ganz gelöst mit seinem Freund.

Im Frühjahr 2010 schlief er manchmal nach einer Stunde ein, er legte dabei den Kopf auf den Tisch oder auf seine Arme, trotzdem wollte er bei uns im Zimmer bleiben. Herr K besuchte unsere Montessori-Treffen noch immer regelmäßig, aber seine Kräfte ließen langsam nach. Er versuchte, mit den bekannten Materialien zu hantieren, aber es wurde für ihn schwieriger, sodass wir ihm nur noch ganz einfache Tätigkeiten anboten, wie z. B. einen kleinen Ball durch eine Öffnung in einem Holztablett schieben. Im Sommer wollte er nicht mehr essen und trinken.

Im Juli 2010 feierten wir unser einjähriges Montessori-Jubiläum. Seine Frau, die ihn sehr oft besuchte, war ebenfalls bei diesem Fest anwesend. Wir merkten alle, dass er sehr still war. Er brauchte die Tätigkeitsmaterialien nicht, die wir bereitgestellt hatten. Er aß kaum Kuchen, den er sonst so gerne mochte.

Er war nicht traurig, eher abwesend und zufrieden.

Nach einigen Tagen wollte oder konnte er nicht mehr aufstehen. Zur Kontrolle kam er zwei Tage in die Klinik. Nach seiner Entlassung lebte er noch einige Tage und schlief dann im Beisein seiner Familie ruhig ein.

Ich denke oft an Herrn K und wünsche ihm Ruhe und Frieden - dort, wo er jetzt ist.

Wäscheklammern habe ich schon lange nicht mehr in der Hand gehabt

In den ersten Tagen meiner ehrenamtlichen Tätigkeit im Seniorenzentrum St. Katharina begegnete ich auf dem Flur einer im Rollstuhl sitzenden Dame, die mich anlächelte und mir zuwinkte. Ich lächelte zurück und stellte mich vor: „Ich bin Frau Klein und möchte Sie einmal in der Woche besuchen."

„Das finde ich gut", sagte Frau F mit rauer, dunkler Stimme, „das habe ich noch nie erlebt, da freue ich mich." So haben wir uns kennengelernt.

Frau F saß im Rollstuhl und bemühte sich, diesen mit einer Hand zu bedienen. Ich erfuhr von der Leiterin, dass Frau F beide Beine verloren hatte und die rechte Körperhälfte nach einem Schlaganfall leicht gelähmt war.

Nachdem ich mithilfe einer Therapeutin den Klubraum nach den Kriterien der Montessori-Pädagogik eingerichtet hatte, fragte ich Frau F: „Darf ich Ihnen den neu eingerichteten Raum zeigen?" Frau F sagte sofort zu. Ihre erste Reaktion war: „Oh, wie schön. Bleibt das jetzt immer so? Dürfen wir immer in das Zimmer?" Ich erklärte ihr noch einmal, dass ich jeden Montagmorgen kommen würde, an den anderen Tagen war Frau Z, eine Therapeutin, da.

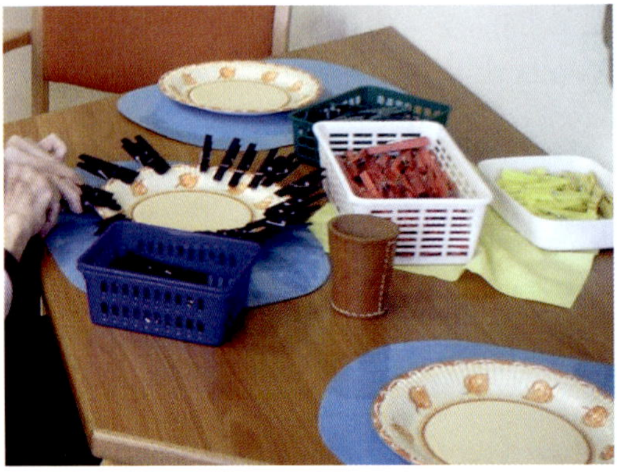

Nachdem ich Frau F Zeit gelassen hatte, die neue Gestaltung des Raumes näher zu betrachten, fragte sie mich: „Was tun wir jetzt?" Auf meine Frage, „Was möchten Sie denn tun?", kam die Antwort: „Weiß ich nicht, ich kann ja doch nichts mehr", und sie zeigte auf ihre rechte Hand, die bewegungslos auf ihrem Schoß lag. Ich zeigte ihr meine Hände, die durch die Arthrose gezeichnet sind, und sagte ihr, dass man trotzdem manche Bewegungen und Tätigkeiten wieder lernen konnte.

Ich fragte Frau F, ob ich ihr eine Tätigkeit zeigen dürfte, die ich schon oft durchgeführt hatte und die vielleicht für sie geeignet wäre. Sie sagte zu, zwar nicht gerade begeistert, aber meinte: „Sie können es mir ja mal zeigen."

Ich holte ein Körbchen mit hölzernen Wäscheklammern und zeigte ihr die Handhabung. (Siehe Bewegungsanalysen im Abschnitt Praxis)

Frau F versuchte, meine Bewegungen mit der linken Hand nachzumachen. Es gelang ihr nach einigen Übungen. Sie schaute mich an, mit der Bemerkung: „Das ist gar nicht so einfach. Wäscheklammern habe ich schon lange nicht mehr in der Hand gehabt." Sie probierte noch einige Zeit und legte dann die Klammern in den Korb. Während ihrer Tätigkeit beschäftigte ich mich mit einer anderen Bewohnerin.

Frau F saß einige Zeit ganz zufrieden am Tisch und schaute Herrn K zu. Schließlich setzte ich mich wieder zu ihr und fragte, ob sie noch Lust hätte, mit mir ein Spiel mit den Wäscheklammern zu spielen. Da sie einverstanden war, holte ich für uns zwei Unterlagen, zwei Pappteller und Körbe mit Wäscheklammern in rot, gelb, grün und blau, dazu noch einen Lederbecher und einen großen Würfel. Ich legte den Würfel in den Lederbecher, schüttelte den Becher, kippte ihn um und legte ihn so auf den Tisch. Danach hob ich den Becher hoch. Der Würfel wurde sichtbar und die obere Zahl war drei. Ich holte drei Wäscheklammern und steckte sie an den Rand des Papptellers. Wir spielten so lange, bis die Pappteller rundherum mit Klammern voll gesteckt waren, etwa eine halbe Stunde.

Nach jedem erfolgreichen Spiel trinken wir immer Rentnersekt (Sprudelwasser), dabei stoßen wir an und gratulieren uns gegenseitig, dass wir gemeinsam das Spiel geschafft haben. Da die Bewohner viel trinken sollen, ist das eine gute Gelegenheit, freiwillig zu trinken.

In der zweiten Woche verlangte Frau F gleich die Wäscheklammern. Sie beschäftigte sich sehr lange damit. An fünf Pappteller heftete sie Wäscheklammern, die letzten waren sehr schön farbsortiert aufgesteckt und sie stellte sie stolz in ihrem Zimmer auf.

Frau F bewegte ihre rechte Hand nicht. Meine Kollegin forderte Frau F auf: „Sie müssen mit der rechten Hand arbeiten." Frau F schaute mich ängstlich und erstaunt an. Ich hatte ihr versprochen, bei uns könnte sie frei wählen, was sie tun wollte und auch wie lange. Nach Wunsch zeigen wir die Handhabung der Materialien. Bei Montessori kennen wir das Wort MÜSSEN nicht. Jeder kann, wenn er will.

Ich zeigte Frau F meine rechte Hand, dabei erzählte ich ihr, dass ich am kleinen Finger ein künstliches Gelenk eingesetzt bekommen habe. Ich musste lange probieren, bis ich den Finger bewegen konnte, denn nach der Operation schmerzte jede Bewegung, die ich mit dem Finger versuchte. Nur allmählich, mit viel Geduld, konnte ich den kleinen Finger ganz normal bewegen.

„Frau F, Sie brauchen keine Angst zu haben. Hier bei uns kann jeder entscheiden, wie er die Zeit verbringt. Wir freuen uns, wenn Sie kommen. Wenn Sie Ihre rechte Hand trainieren wollen, dann helfen wir Ihnen. Wenn Sie nicht möchten, ist das in Ordnung. Schön, dass Sie bei uns sind." Sie fragte noch: „Sind Sie mir nicht böse, wenn ich die rechte Hand nicht bewegen will?" Ich nahm sie in den Arm und erwiderte: „Nein, nein. Das ist Ihre freie Zeit und Sie können Ihre Wünsche äußern. Und wenn es eben möglich ist, erfüllen wir diese Wünsche."

Worte wie: Sie können wählen, Möchten Sie mitmachen?, Haben Sie Lust?, Sie können selbst entscheiden, ob oder was Sie tun wollen - diese Freiheit ist vielen Bewohnern nicht mehr bekannt. Alles geht nach Regeln, zeitsparend und nach Gewohnheit.

Wegen ihrer Hilflosigkeit und ihrer Einsamkeit versuchte ich, Frau F unter der Woche zusätzlich zu besuchen. Wir entwickelten mit der Zeit ein freundschaftliches Verhältnis. Sie vertraute mir und offenbarte mir manchmal ihre Traurigkeit, ihre totale Abhängigkeit, dass sie oft Schmerzen hatte, die sie ertragen musste. Aber sie erzählte mir auch von ihrer Familie, dass ihr Bruder jede Woche kam, dass sie ihre kranke Schwester anrufen konnte. Viele Erinnerungen schilderte sie mir.

Ich fragte sie einmal: „Was würden Sie sich wünschen, wenn Sie einen Wunsch frei hätten?" Sie antwortete sehr schnell: „Ich möchte noch einmal nach Hause zu meiner Familie."

Ich war tief gerührt und auch beschämt. Mein erster Gedanke war: „Das muss doch einfach sein, ihr diesen Wunsch zu erfüllen!" Aber …

Frau F fand mit den Mitbewohnern keinen richtigen Kontakt. Manche wussten mit der Behinderung von Frau F nichts anzufangen. Sie tat ihnen wohl leid, aber sie redeten nicht mit ihr. Die Demenzkranken verstanden ihre Lage sowieso nicht.

Ein weiterer Wunsch von Frau F: „Ein Tier möchte ich haben, vielleicht eine Katze." Eine andere Bewohnerin hatte eine Katze. Auch ihr hatte man eine versprochen, aber daraus wurde nichts. Man tröstete sie und versprach ihr einen Wellensittich, aber auch den bekam sie nicht. Ich versuchte, sie etwas zu trösten und abzulenken, indem ich den Nachbarhund mitbrachte. Sie freute sich sehr darüber. Cally ließ sich streicheln, setzte sich neben ihren Rollstuhl und blieb lange bei ihr.

Ich überlegte einige Zeit, womit oder wie ich ihr helfen könnte, um ihren tristen Alltag etwas aufzuhellen. Es sollte etwas Besonderes sein, etwas für sie ganz allein.

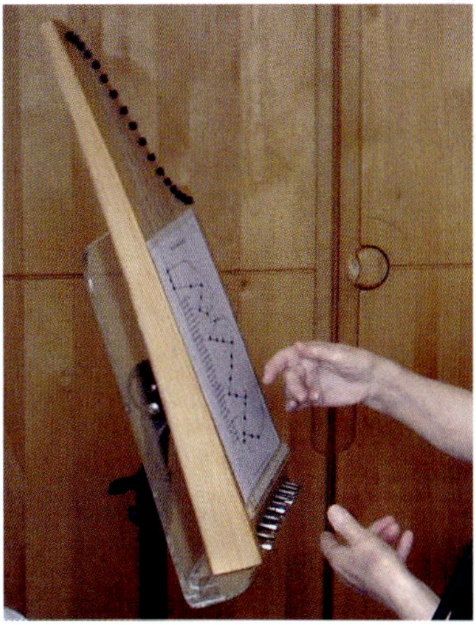

Durch Zufall stolperte ich fast über meine Veeh-Harfe. Das war es! Ein wenig unsicher fühlte ich mich schon. Kann sie als Rechtshänderin mit der linken Hand die Saiten zupfen?

Im Oktober 2009 nahm ich probeweise die Harfe mit zu Frau F und Spielvorlagen für das Lied *Kein schöner Land in dieser Zeit*. Ich fand zum Glück auch noch einen Ständer für die Harfe.

Die Veeh-Harfe ist so gestaltet, dass der Spieler die vorgegebenen Punkte

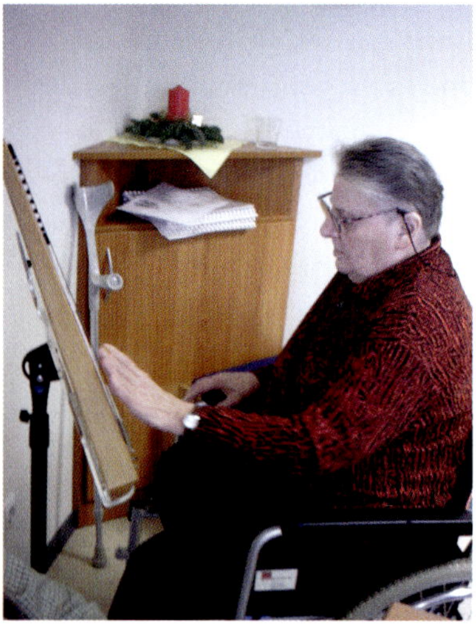

anzupfen muss. Ich war unsicher: Wird Frau F mit der linken Hand zupfen können? Überfordere ich sie damit? Hat sie Lust auf Musik, mag sie Lieder?

„Guten Tag, Frau F, ich habe Ihnen etwas mitgebracht. Eine Harfe. Darf ich Ihnen zeigen, wie man mit dieser Harfe spielen kann?" Frau F schaute mich ungläubig an. Ich baute den Ständer vor dem Rollstuhl auf, legte die Spielvorlage unter die Saiten und zupfte langsam mit der linken Hand *Kein schöner Land in dieser Zeit*.

Frau F war begeistert. Das klang sehr schön und nicht so laut. „Möchten Sie einmal probieren?", fragte ich. „Wenn ich mit der linken Hand darf?", antwortete Frau F. „Natürlich", war meine Antwort, „ich habe eben auch mit der linken Hand gespielt."

Ich zeigte ihr die Handhabung und sie zupfte langsam alle Punkte der Vorlage auf der Harfe. Es klang gut und sie strahlte. „Darf ich noch etwas üben?", fragte sie mich. „Solange Sie möchten. Ich besuche noch eine Bewohnerin und komme dann wieder." Als ich später zurückkam, spielte sie immer noch auf der Harfe. Sie war ganz konzentriert und hatte mich nicht kommen gehört. Als sie mich dann sah, strahlte sie mich an und sagte ganz aufgeregt: „Frau Klein, ich kann auf dem Ding spielen, ich kann das." Ich erwiderte ihr: „Die Harfe können Sie so oft und so lange spielen, wie Sie möchten. Aber Sie sollen die Harfe immer hier im Zimmer lassen."

Ich wollte, dass sie etwas ganz Besonderes für sich hatte, das ihr Freude bereitete und gleichzeitig die Hände bewegte.

Zwei Tage später kam ich mit den Spielvorlagen für einige Weihnachtslieder. Außerdem brachte ich eine zweite Harfe mit. Nun konnten wir zusammen Harfe spielen.

Das erste Lied *Kein schöner Land in dieser Zeit* hatte sie geübt und sie spielte es fast fehlerfrei. Stolz erzählte sie mir, dass sie ihrer Schwester am Telefon das Lied vorgespielt hatte. Die Schwester wollte zuerst gar nicht glauben, dass sie selbst gespielt hatte.

Nachdem wir uns eine Weile unterhalten hatten, fragte ich Frau F, ob sie mit mir Weihnachtslieder spielen möchte. Sie stimmte gleich zu. Ich gab ihr eine Mappe mit Vorlagen für Weihnachtslieder und ließ sie drei bis vier Lieder aussuchen. Sie entschied sich für *Alle Jahre wieder kommt das Christuskind, Ihr Kinderlein kommet* und *Stille Nacht, heilige Nacht.* „Jetzt müssen Sie sich noch ein Weihnachtslied aussuchen", sagte Frau F. Ich entschied mich für *O, du fröhliche, o, du selige, gnadenbringende Weihnachtszeit.* Nach ihrem Wunsch probierten wir zuerst *Alle Jahre wieder.* Dabei sagte sie den Anfang so an: „Drei-vier." Und wir schafften den gemeinsamen Anfang.

Beim zweiten Mal sangen wir mit und spielten alle vier Strophen. Frau F brauchte eine Pause. So erzählte sie mir einiges aus ihrer Kinderzeit, unter anderem wie sie zu Hause die Adventzeit erlebt und das Weihnachtsfest gefeiert hatte. Als ich gehen wollte, bat sie mich, doch noch ein Lied zu üben, damit sie Weihnachten die vier Lieder spielen könnte. „Und wenn Freitag mein Bruder und meine Schwägerin kommen, will ich ihnen die Lieder vorspielen." Also zupften wir noch das Lied *Ihr Kinderlein kommet.* Ich legte ihr zum Abschied die Vorlagen der zwei Weihnachtslieder unter die Saiten und zeigte ihr, wie sie eine der zwei Seiten herausholen konnte. Das war natürlich mit einer Hand sehr schwierig, da musste ich mir etwas einfallen lassen.

Ich hatte Frau F noch nie so zufrieden gesehen. Beim Abschied sagte sie mehrmals: „Ich kann Harfe spielen. Oh, wie schön. Danke, jetzt wird es mir nicht mehr langweilig." Sie winkte mir fröhlich zu. „Tschüss, Frau Klein, kommen Sie gut nach Hause." Ihre Stimme war nicht mehr so rau und laut.

Für das nächste Treffen startete ich folgenden Versuch. Ich bereitete für uns zwei Arbeitsplätze vor:

Zwei Unterlagen, zwei Plastikschüsseln mit gefärbtem Sand, ein Körbchen mit kleinen Glasmuggelsteinen und einen Lederbecher mit Würfel.

„Oh, das sieht ja sehr schön aus, was machen wir denn heute?" „Ich habe mir überlegt, ob wir beide einmal den Gebrauch der rechten Hand üben, damit Sie die Vorlagen besser halten können." „Probieren können wir ja einmal", meinte Frau F. Der Arbeitsvorgang war, mit der linken Hand den Sand kneten wie einen Kuchenteig, dann nehmen wir vorsichtig die rechte Hand und legen diese langsam auf den Sand. Anschließend bewegen wir den Daumen der rechten Hand, die auf dem Sand liegt. Danach versuchen wir den Zeigefinger, den Mittelfinger, den Ringfinger und vielleicht auch den kleinen Finger. Wenn wir das schaffen, probieren wir, die ganze Hand zu bewegen.

Der nächste Versuch: kneten mit beiden Händen. Weitere Möglichkeiten: Muggelsteine aus dem Korb holen und im Sand verstecken, einmal mit der rechten Hand und einmal mit der linken Hand. (Siehe Bewegungsanalysen im Abschnitt Praxis)

Frau F legte die rechte Hand auf den Sand, zaghaft bewegte sie sehr behutsam die einzelnen Finger. Sie reagierte überrascht: „Das habe ich nicht geglaubt, dass ich die Hand gebrauchen kann." Wir wollten die Hand nicht überanstrengen und spielten noch eine Weile mit der linken Hand Harfe.

Eine kleine Schüssel mit Sand stellte ich in ihrem Zimmer auf den Tisch, dazu das Körbchen mit Muggelsteinen. So konnte sie die rechte Hand nach Lust und Bedarf bewegen.

Nach acht Tagen konnten wir das Sandspiel erschweren, indem wir den Würfel mit einbezogen. Die Menge Muggelsteine der gewürfelten Zahl sollte aus dem Körbchen genommen und im Sand versteckt werden. Nach einer bestimmten Zeit holten wir die Muggelsteine wieder aus dem Sand heraus.

Nach einigen Wochen konnte Frau F ihre rechte Hand für einfache Bewegungen wie z. B. auf den Tisch legen und den Pappteller halten oder an der Harfe die Vorlage sichern, gebrauchen. Da ich in dieser Vorweihnachtszeit fast täglich ein bis zwei Stunden im Seniorenhaus war, konnte Frau F die vier ausgesuchten Weihnachtslieder gut spielen. Einmal fragte sie mich, ob vielleicht einer der anderen Bewohner mitspielen könnte. „Selbstverständlich", antwortete ich. „Wir bekommen noch eine Harfe für eine weitere Bewohnerin."

Eigentlich war ich über diese Frage sehr erstaunt, glaubte ich doch, sie möchte lieber alleine spielen.

Frau N, eine Bewohnerin der Wohngemeinschaft 1, hörte Frau F Harfe spielen und sagte: „Ich möchte auch Harfe spielen." Sie fragte Frau F: „Ist das schwer?" Frau F antwortete: „Nein. Frau Klein hat Blätter, da sind Punkte drauf, da muss man nur zupfen." Frau F hat das wunderbar und richtig erklärt. Frau N probierte das erste Weihnachtslied, danach spielten Frau F und Frau N fast täglich zusammen. Immer wenn ich kam, strahlten sie und verkündeten mir: „Wir können alle vier Weihnachtslieder." Frau F dirigierte weiterhin den Anfang zum gemeinsamen Harfenspiel mit dem Kommando: „Drei-vier."

Da ich noch eine größere Harfe mit mehr Saiten besitze, konnten wir gemeinsam zweistimmige Lieder spielen. Vom Haus kam noch eine Harfe dazu, sodass wir schließlich bei der großen Weihnachtsfeier die Weihnachtslieder mit vier Harfen zweistimmig spielen konnten. Nur das alte, bekannte Weihnachtslied *Stille Nacht, heilige Nacht* sollte und wollte Frau F alleine vorspielen.

In der Zeit vor der Weihnachtsfeier trafen wir uns wie gewohnt jeden Montag in unserem Montessori-Raum. Frau F konnte mittlerweile ihre rechte Hand bewegen und bei manchen Übungen einsetzen. Vor der Weihnachtsfeier waren alle Mitspieler aufgeregt. Ich beruhigte sie: „Wenn Sie während des Spiels nicht mehr weiterkönnen, dann bewegen Sie die Finger weiter und spielen am Ende den letzten Ton." Alle lachten und wir übten auch das kurz. Dieser Vorschlag nahm den Musikern etwas die Nervosität.

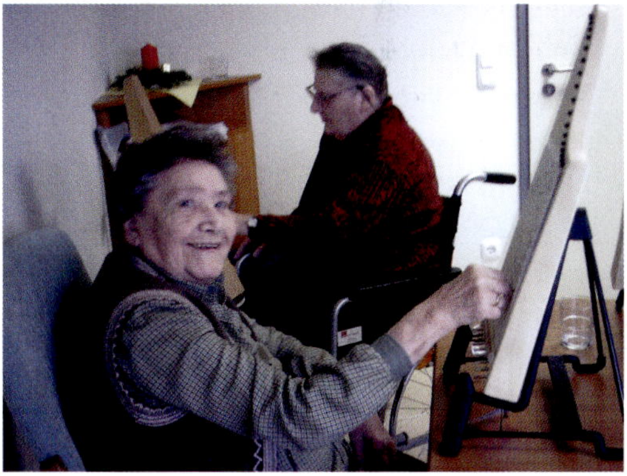

Gemeinsam musizieren macht Spaß!

Bei unserem Vorspiel ging alles gut. Die Anwesenden sangen alle mit und wir waren zufrieden. Frau F flüsterte mir zu: „Frau Klein, das habe ich mein ganzes Leben lang noch nicht erlebt." Fast am Ende der Feier spielte Frau F solo das Lied *Stille Nacht, heilige Nacht*. In der letzten Zeile rutschten die Harfe und die Vorlage zur Seite. Frau F schaute mich ängstlich an. Ich beruhigte sie und sagte dem Publikum: „Entschuldigung, die Noten sind verrutscht. Frau F fängt noch einmal von vorne an." Ein kurzes Klatschen ermunterte Frau F und dann spielte sie zwei Strophen fehlerlos. Alle klatschten und die Spieler freuten sich. Bei Frau F waren ein paar kleine Tränen des Glücks zu sehen, zumal die Leiterin des Hauses ihr Spiel lobend erwähnt hatte.

Im neuen Jahr 2010 trafen wir uns weiter zum Musizieren. In dieser Zeit spielten wir bekannte Volkslieder wie zum Beispiel *Kein schöner Land in dieser Zeit*.

Frau F besaß einen einfachen Rollstuhl, ohne Kopflehne. Sie konnte den Kopf nicht anlehnen und sich daher nicht ausruhen in diesem Sessel. Sie war ganz auf Hilfe angewiesen. Mehrmals schlief sie in unserem Raum ein, in ihrem Rollstuhl, der Kopf hing, nach hinten gefallen, in der Luft. Sie konnte nicht alleine ins Bett, da sie beide Beine verloren hatte, und nur für kurze Zeit wurde sie nicht zum Ausruhen ins Bett gelegt. Andere Patienten hatten sogar Rollstühle, in denen man auch liegen konnte, und diese Patienten hatten noch ihre Beine. Aber die Krankenkasse bezahlte einen Rollstuhl mit Kopflehne nicht. Es tut mir heute noch leid, dass ich ihr keinen für sie passenden Rollstuhl kaufen konnte. Das hätte ihr das letzte halbe Lebensjahr erleichtert.

So ungefähr bis Ostern nahm Frau F regelmäßig an den Zusammenkünften teil, nahm alle Angebote an, sprach ihre Wünsche aus oder fragte: „Haben Sie wieder was Neues?" Manchmal, wenn wir fragten: „Frau F, was möchten Sie heute durchführen?", dann antwortete sie: „Das ist mir egal." Sie freute sich auf diesen gemeinsamen Tag und war traurig, wenn sie nicht kommen konnte.

In dieser Zeit boten wir das Zehnerspiel mit Würfeln und Umtauschen an. Frau F spielte dieses Rechenspiel gern, obwohl dazu beide Hände gebraucht werden. Frau F gebrauchte mittlerweile, wenn nötig, ihre rechte Hand. Einmal meinte sie: „Frau Klein, Sie hatten damals recht. Man muss ganz langsam üben, dann kann man die Hände wieder gebrauchen. Zuerst habe ich das nicht geglaubt."

Ostern 2010 feierten wir nach Montessoris Art mit Liedern, Gedichten, Geschichten und Osterhasenspiel. Frau F spielte zwei Lieder auf der Harfe. Als ich sie in ihrem Rollstuhl ins Zimmer brachte, fragte sie mich: „Wann kommen Sie wieder?" „Wenn es wichtig für Sie ist, komme ich gleich noch einmal zu Ihnen." „Nein, nein, das ist nicht nötig, das eilt nicht." Sie war trotz ihrer traurigen Lage bescheiden und geduldig. Ich ging jetzt fast ein Jahr lang regelmäßig in die Einrichtung, sie hatte noch nie so gefragt, ihre Stimme klang traurig und ungewohnt leise.

Deshalb fuhr ich nachmittags noch einmal ins Seniorenzentrum. Sie lag um 16.00 Uhr noch im Bett. „Frau F, was ist los? Möchten Sie mir sagen, was Sie traurig macht?", fragte ich. „Sagen Sie das nicht weiter, sonst kriege ich noch mehr Ärger." Ich versprach ihr: „Was Sie mir anvertrauen, behalte ich für mich." Sie hatte Schmerzen, während unseres Gespräches schrie sie manchmal laut auf und rief: „Lieber Gott, hol mich doch, ich kann nicht mehr." Wenn diese Schmerzattacken im Minutentakt kamen, hielt ich ihre Hand und streichelte ihren Arm. In einer Schmerzpause lief ich zur Schwester und berichtete von den Schmerzzuständen. „Das weiß ich, Frau F hat schon oft genug geklingelt. Sie braucht einen neuen Katheder, den bekommt sie gleich." Gleich bedeutete dann noch zwei Stunden sehr, sehr starke Schmerzen.

Frau F erzählte mir in den schmerzfreien Minuten Geschichten aus ihrem Leben, von ihrer Familie und ihrem Aufenthalt hier in St. Katharina. Ich ging sehr nachdenklich nach Hause und wusste aus meinen bisher gemachten Erfahrungen, dass es nicht so einfach war, Frau F zu helfen. Ich gab Frau F meine Telefonnummer und sagte ihr, sie könnte mich jederzeit anrufen, besonders wenn ihr Bruder in Urlaub wäre.

Die nächsten Wochen nach Ostern erholte sich Frau F, spielte wieder etwas Harfe, war aber oft müde und wollte dann nicht ins Bett, weil sie sonst den ganzen Tag im Bett bleiben musste.

Als die Tage wärmer wurden, konnten wir unseren gemeinsamen Morgen im Garten verbringen. Im Juni klagte Frau F erneut über Schmerzen. Sie kam weiter in den Montessori-Raum, war aber sehr still. Einmal sagte sie mir: „Ich weiß gar nicht, was mit mir los ist. Ich bin immer müde, ich könnte immer schlafen und am liebsten möchte ich nicht mehr aufwachen." Wir hatten ein Fest geplant und sie wollte auf der Harfe die Lieder *Im Märzen der Bauer sein Rösslein einspannt* und *Kein schöner Land in dieser Zeit* spielen. Sie freute sich auf das Fest und übte auf der Harfe, wann immer sie Lust hatte. Im Juli fuhren ihr Bruder und ihre Schwägerin einige Wochen in Urlaub. Frau F fragte mich: „Was ist, wenn mir jetzt was passiert? Mein Bruder ist nicht da." „Wenn Ihr Bruder nicht da ist, werde ich jederzeit für Sie da sein."

In diesem Juli musste ich an einem Wochenende drei Tage zu einer Prüfung nach Münster. Nach meiner Rückkehr erfuhr ich, dass Frau F im Krankenhaus war. Ich fuhr sofort zu ihr, denn ihr Bruder war noch nicht zurück und ich hatte ihr versprochen, dass ich für sie da sein würde.

Es war ein heißer Tag. Frau F lag in einem Dreibett-Zimmer. Sie freute sich über meinen Besuch. Ich erzählte ihr von meiner Reise und sie war guter Dinge und meinte: „Spätestens in drei Tagen bin ich wieder in St. Katharina."

Als ich das nächste Mal ins Seniorenzentrum kam, erfuhr ich, dass Frau F schwer erkrankt war, sie hatte eine Lungenentzündung. Nach der Mittagszeit besuchte ich Frau F im Krankenhaus, stellte mich den Schwestern und Pflegern vor und durfte jederzeit zu ihr. Frau F hatte hohes Fieber, sie lächelte mich an. Ich kühlte ihr etwas die Stirn und die Lippen, spielte leise einige Lieder auf der Harfe, las ihr kleine Geschichten vor und kühlte ihr zwischendurch wieder die feuchte Stirn.

Nach jedem Besuch berichtete ich den Schwestern von Wohngemeinschaft 2 davon, da diese Frau F jeweils nur kurz besuchen konnten. In den nächsten Tagen ging das hohe Fieber trotz Antibiotika nicht herunter, es wurde ein anderes Mittel versucht, aber das Fieber sank nur für ein paar Stunden. Ich besuchte Frau F, sooft ich konnte. Mit dem Pflegepersonal hatte ich abgesprochen, dass ich, wenn ich anwesend war, die Türe zum Flur schloss, und wenn ich nach Hause musste, die Türe öffnete. Dann wusste das Pflegepersonal, dass Frau F alleine war, denn sie war in ein Einzelzimmer verlegt worden.

An einem Montag im Juli wollten wir 1 Jahr Montessori im Haus Katharina feiern. Ich hatte alle vorbereiteten Materialien im Auto. Da dachte ich mir: „Ich muss jetzt zuerst Frau F besuchen.“ Ich kam ins Krankenhaus und hörte schon an der Tür ein Röcheln. Als ich an Frau Fs Bett trat, schaute sie mich groß an. Ich glaube, sie hat mich erkannt. Ich blieb eine Weile bei ihr, dann holte ich den Pfleger und sagte ihm: „Ich glaube, Frau F atmet nicht mehr.“ Er meinte: „Ich habe sie eben erst betreut, da atmete sie noch.“ Wir gingen gemeinsam ins Krankenzimmer. Sie atmete tatsächlich nicht mehr, sie war gerade gestorben. Ich durfte noch einige Zeit bei Frau F bleiben und sagte ihr noch, wie sehr ich sie vermisste und wie viel ich von ihr gelernt hatte.

Danke, Frau F! Ruhen Sie in Frieden!

Ich bin von euch gegangen,
nur für einen Augenblick
und gar nicht weit.
Wenn ihr dahin kommt,
wohin ich gegangen bin,
werdet ihr euch fragen,
warum ihr geweint habt.
Antoine de Saint-Exupery

Noch mal

Bei einem Besuch im Seniorenheim fand ich Frau X im Esszimmer. Sie strich mit beiden Händen über den Tisch, in regelmäßigen Kreisbewegungen, steckte den rechten Zeigefinger in den Mund, suchte mit den Händen den Tisch ab, steckte die ganze rechte Hand in den Mund. Dabei flüsterte sie fast unverständlich: „Lass los, lass los."

Nach einer Weile setzte ich mich neben Frau X und sie schaute mich an. Ich begrüßte sie: „Guten Tag, Frau X. Ich wollte Sie besuchen." Frau X schaute auf den Tisch und murmelte: „Ich kann nicht, ich kann nicht." Ihre Hände suchten den Tisch ab, unentwegt auf und ab und rundherum. Obwohl sie immer wieder die gleichen Bewegungen wiederholte, wirkten die Bewegungen und ihre ganze Haltung ruhig und konzentriert. Ab und zu lächelte sie, als träumte sie von einem schönen Erlebnis. Nach einer Stunde saß Frau X immer noch im Esszimmer, spielte mit ihren Fingern und steckte diese in den Mund.

Bei meinem nächsten Besuch setzte ich mich nach der Begrüßung wieder zu Frau X an den Tisch. Ich erzählte ihr von unserem Montessori-Raum, dass wir da Spiele hatten und sangen. Frau X bewegte weiterhin ihre Hände auf dem Tisch, hin und her, steckte sie in den Mund und sah mich an. Ich fragte: „Darf ich Ihnen das neue Zimmer zeigen?" Sie schaute mich noch immer an. Da nahm ich den Rollstuhl und ging mit ihr in das Spielzimmer. Dort gab ich Frau X zuerst einen Plüschbären, den sie sofort in den Mund stecken wollte. Er war aber zu groß und passte nicht in den Mund. Sie schaute mich ganz verunsichert an. Ich nahm den Teddybären in meinen Arm und wiegte ihn hin und her, dann gab ich Frau X den Bären. Sie nahm ihn, genau wie ich es gezeigt hatte, in den Arm und schaukelte von rechts nach links und umgekehrt. Sie lächelte und summte dazu.

An diesem Tag zeigte ich ihr ein einfaches Spiel: Dreieck, Kreis und Quadrat aus dem Brett nehmen und wieder einordnen. (Siehe Bewegungsanalysen im Abschnitt Praxis)

Zuerst nahmen wir nur das Dreieck aus dem Brett und legten es wieder hinein. Frau X machte es nach, fast eine Stunde lang. Dann zeigte ich ihr den Kreis, den sie an diesem Tag auch noch schaffte. Innerhalb der nächsten vierzehn Tage konnte sie alle drei Flächen aus dem Brett holen und wieder einfügen.

Danach versuchten wir, Scheiben auf einen runden Stab zu schieben. Auch das schaffte sie, sie war ganz bei der Sache. Sie steckte die Scheiben nicht in den Mund, sie freute sich über ihr Können.

Wenn sie müde wurde, legte sie ihre Formen geordnet vor sich auf den Tisch, machte die Augen zu und schlief eine Weile, um nach kurzer Zeit weiter zu üben.

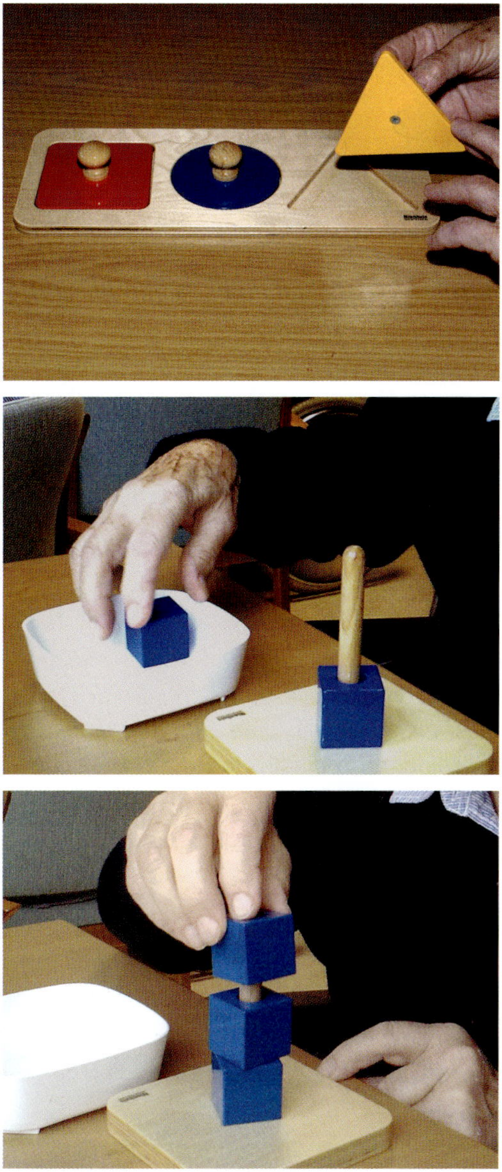

Frau X bei der Arbeit, Kuben auf einen Stab zu schieben

Wenn ich die Schlussgeschichte vorlas, legte sie immer öfter ihr Beschäftigungsmaterial auf den Tisch, schloss die Augen und hörte lächelnd zu.

Mehrere Bewohner konnten einfache Lieder auf der Veeh-Harfe spielen. Das gefiel ihr besonders gut. Wenn das Lied *Kein schöner Land in dieser Zeit* gespielt wurde, sang Frau X mit leiser, heller Stimme mit, sie kannte alle Strophen. Wenn die Harfenspieler aufhörten, sagte sie leise, aber deutlich: „Noch mal." Die Harfenspieler freuten sich darüber und spielten alle Strophen „noch mal".

Fast ein Jahr lang steckte Frau X, wenn sie Material von uns hatte, nichts in den Mund. In der letzten Zeit wurden manche Tätigkeiten zu schwer für sie. Sie spielte wieder mit den Fingern und Händen auf dem Tisch. Wenn sie im Rollstuhl am Fenster saß, zog sie sich Schuhe und Strümpfe aus, warf sie auf den Boden und versuchte, sie wieder aufzuheben, was ihr leider nicht gelang. Selbst den Teddybären nahm sie nur kurz auf den Arm, dann warf sie ihn wahllos fort.

Als ich Frau X wieder einmal mit in unseren Montessori-Raum nahm, überlegten wir, was wir ihr anbieten könnten: Was kann sie noch, was macht ihr wohl Freude?

Am Tisch saß eine andere Bewohnerin, die gerade mit den Einsatzzylindern, ebenfalls ein Montessori-Material, gearbeitet hatte. Frau X nahm einen Zylinder, betastete ihn und versuchte, ihn in den Mund zu stecken. Das gelang ihr nicht, der Zylinder war zu groß.

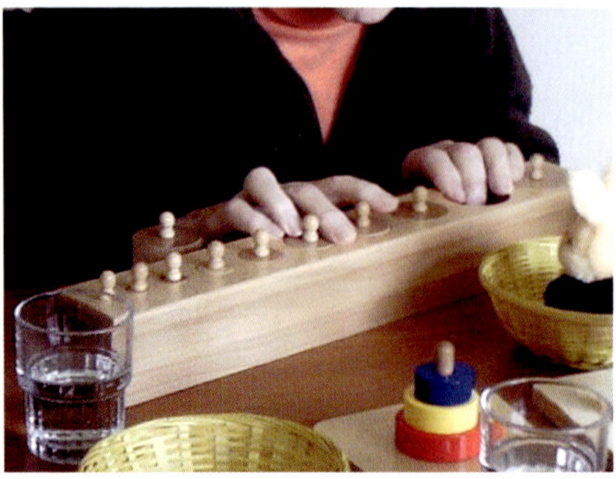

Ich zeigte ihr, wie sie die Zylinder in den Holzblock legen konnte. (Siehe Bewegungsanalysen im Abschnitt Praxis)
Frau X fasste den Zylinder mit Daumen, Zeigefinger und Mittelfinger an, legte ihn in die linke Hand, stellte ihn wieder auf den Tisch,

versuchte noch einmal, den Zylinder in den Mund zu nehmen, stellte den Zylinder auf den Tisch, griff nach dem Holzblock und versuchte, den Zylinder in die Öffnung des Holzblocks zu legen.

Mindestens zehn Minuten gelang es ihr nicht. Ich wollte es ihr gerade noch einmal zeigen, da war der Zylinder in der passenden Öffnung. Sie war selbst erstaunt und schaute uns zufrieden an. Dann holte sie abwechselnd den Zylinder aus dem Block, befühlte ihn und steckte ihn wieder in die Öffnung. Den Vorgang wiederholte sie längere Zeit.

Frau X muss ihre Hände bewegen. Mit allem, was auf dem Tisch liegt, beschäftigt sich Frau X. Wir achten jetzt darauf, dass wir immer Beschäftigungsmaterial für sie bereit haben, auch bei gemeinsamen Festen und Treffen.

Ich hoffe, dass Frau X noch lange Freude an diesen Tätigkeiten hat und wir immer noch Neues für sie finden.

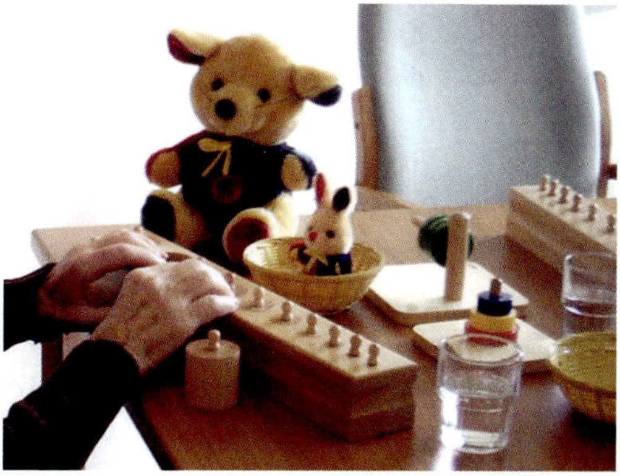

Der Schmuck ist weg!

Frau G war schon mehrere Jahre in der Seniorenwohnanlage. Sie war stets sehr gepflegt. Haare, Hände, Fingernägel, Augenbrauen, Gesicht und Lippen wurden jeden Tag nach der neuesten Mode gepflegt. Frau G hatte dafür eine Kosmetikerin und Friseurin, die ihr täglich beim Schminken half. Außerdem konnte sie, wie sie sagte, nicht ohne passenden Schmuck in den Frühstücksraum gehen.

Sie suchte mit ihrem Mann diese Seniorenwohnung aus und verbrachte mit ihm gemeinsam drei Jahre hier. Als ihr Mann starb, wollte sie zuerst ausziehen, doch sie wurde krank und brauchte pflegerische Hilfe. Obwohl sie nun außerhalb des Bettes den Rollstuhl benötigte, musste weiterhin die Kosmetikerin morgens kommen und sie „fein machen", wie sie sagte. „Das brauche ich, das gehört zu meinem Leben."

Sie freute sich über Besuche und erzählte manchmal aus ihrem Leben. Mit ihrem Mann hatte sie die ganze Welt bereist. Es konnte sein, dass sie im Fernsehen einen Bericht über Indien sah und spontan fragte: „Kennen Sie das Tadsch Mahal? Das ist ganz aus Marmor, das hat ein Maharadscha als Grabmal für seine Frau gebaut." Kaum ging man darauf ein, fragte sie: „Hat Mahatma Gandhi nicht in Indien gelebt?" Sie erwartete meist keine Antwort, sondern überraschte die Besucher plötzlich mit einem ganz anderen Thema wie: „Haben wir heute Sonntag? Dann muss ich ein anderes Kleid anziehen." Wenn sie etwas nicht wusste, wechselte sie schnell das Thema. Sie war zu allen freundlich, höflich, verständnisvoll und manchmal nachdenklich, glücklich lächelnd, als ob sie sich an etwas Wunderschönes erinnerte.

Alle mochten sie gerne und akzeptierten ihr Verhalten. Es gehörte zu ihr. Bis eines Tages die Kosmetikerin weinend aus ihrem Zimmer kam und uns schluchzend erzählte: „Frau G hat mir gesagt, ich solle nie mehr wieder kommen. Ich hätte ihren ganzen Schmuck gestohlen." Der wäre weg und die Kosmetikerin meinte: „Ich betreue Frau G schon über 40 Jahre, ich habe ihr noch nie etwas weggenommen." Sie schluchzte immer noch und wollte gehen.

Ich versuchte sie zu beruhigen und bat sie, mir etwas Zeit zu lassen. Ich ging zu Frau G und begrüßte sie wie immer: „Guten Morgen, Frau G." „Guten Morgen, Frau Klein." Auch Frau G begrüßte mich wie immer, also hatte sie den Vorgang mit der Beschuldigung der Kosmetikerin vergessen.

Es war einfach ihre Krankheit - Demenz. Nach einigen Minuten holte ich die Kosmetikerin ins Zimmer von Frau G. Sie wurde erfreut von Frau G begrüßt: „Wie schön, Sie zu sehen."

Es geschah jetzt öfter, dass Frau G jemanden beschimpfte: „Die Schwester hat mich nicht gewaschen", „Ich bekomme nichts zu essen." Als eine Schwester zu Frau G ging und schimpfte: „Warum erzählen Sie den anderen Betreuern, ich hätte Sie nicht gewaschen? Ich habe Ihnen doch auch den Schmuck umgelegt", weinte Frau G: „Das habe ich nie gesagt!"

Sie hatte es einfach vergessen. Die Aufregung der Schwester und der Betreuer war wirklich nicht nötig. Jeder, der Demenzkranke pflegt, sollte wissen, dass am Anfang der Krankheit das Kurzzeitgedächtnis ausfällt. Es wäre günstiger für die Schwester und die Patientin gewesen, darüber nicht mehr zu reden, sondern abzulenken, mit freundlichen Worten und positiv den Raum zu verlassen.

Nach einigen Wochen traf ich Frau G wieder. Ich war sehr erschrocken. Ihre Augen schauten mich ängstlich an, sie war nicht mehr geschminkt, die Haare nicht gepflegt, ihren Schmuck trug sie aber noch. Bevor ich sie begrüßen konnte, musste ich mehrmals tief Luft holen: „Guten Tag, Frau G, ich freue mich Sie wiederzusehen. Hoffentlich störe ich Sie nicht." Frau G fragte mich: „Muss ich Sie kennen?" „Nein, ich war vor längerer Zeit schon mal hier und habe an der Tür Ihren Nahmen gelesen, deshalb kenne ich Sie."

Ich fragte, ob sie sich eingelebt hatte und wie sie die Tage so verbrachte. Sie schaute mich lange prüfend an: „Sind Sie eine Schwester?" Ich nickte. Sie meinte zuerst: „Nein", dann flüsterte sie: „Sagen Sie auch nichts weiter?" Sie sprach von gestressten Betreuern und Schwestern. Ich ließ sie reden und hörte stumm zu. Es war sicher einiges wahr und einiges ausgedacht.

Nach ungefähr einer halben Stunde kam eine Schwester und brachte Medizin und Kaffee. Frau G verstummte erschrocken, zog die Schultern nach vorne und sah auf den Boden. Als die Schwester den Raum verlassen hatte, fragte ich Frau G, was sie gerne tun wollte. Die Antwort war: „Weiß nicht." Unser Gespräch hatte sie vergessen.

Zum Abschied meines Besuches las ich Frau G eine Geschichte von Oma und Frieder vor. Diese kleinen Geschichten hörte sie gerne. Danach erzählte sie mir, ihr Enkel Heinz wäre im Urlaub beinahe ertrunken, wenn der größere Bruder Friedrich ihn nicht aus dem Wasser geholt hätte.

Bei den nächsten Besuchen wollte sie meistens nur erzählen. Einige ihrer Erzählungen möchte ich hier anführen:

„Ich war noch sehr klein, da starb mein Vater. Er lag in einer großen Kiste und hatte ein weißes Spitzenkleid an. Es waren viele Leute zu Besuch, aber die Mutti hat sich über den Besuch nicht gefreut, sondern sie hat geweint. Dann kam ein Pferdewagen und hat die große, schwarze Kiste mit meinem Papa mitgenommen. Alle Besucher sind hinter dem Wagen gelaufen, ich durfte nicht mitgehen. Ich habe geweint und bin langsam hinterhergelaufen und habe gesehen, wie schwarze Männer die schwarze Kiste mit meinem Papa in ein großes Loch geworfen haben und alle haben Sand und die Mama Blumen darauf geworfen. Ich habe geschrien und bin weggelaufen. Alle haben mich gesucht, und als sie mich gefunden haben, hat meine Mutter mich geschlagen, weil ich weggelaufen bin."

„Ich habe meine Mutter einige Tage nach der Beerdigung gefragt, wo mein Papa ist. Sie sagte kurz: ‚Im Himmel.'"

„Ich erzählte meiner Freundin Anneliese, dass meine Mutter gesagt hat, mein Vater sei im Himmel. Das geht doch nicht, sie haben meinen Papa doch mit Sand eingebuddelt. Da kann er doch nicht in den Himmel fliegen. Wir beide überlegten, was wir machen könnten, damit mein Vater in den Himmel kann. Wir müssen ihn ausbuddeln. Wir waren noch nicht in der Schule, fünf Jahre alt. Wir holten unsere Sandschaufeln und Eimerchen und marschierten zum Friedhof. Dort schaufelten wir Sand vom Grab meines Vaters in unsere Eimerchen und bauten davon am Gehweg eine Burg, damit der Papa nicht so weit fliegen musste.

Friedhofbesucher beobachteten und beschimpften uns, verjagten uns aus dem Friedhof und brüllten: ‚Geht auf dem Spielplatz buddeln.' Wir wollten doch nur meinem Vater helfen. Abends haben wir beide Prügel bekommen. Keiner hat uns verstanden." Frau G weinte, als hätte sie diese Geschichte gerade erlebt.

Die Zeit verging, Frau G redete immer weniger. Wenn sie etwas erzählte, kamen Geschichten aus ihrer frühen Kindheit. Da sie ruhig und für die Schwestern einfach zu pflegen war, war sie weiterhin beliebt.

Eines Tages erzählte sie: „Meine Tante Lene wohnte in einem großen Zimmer. Da war alles drin: ein Bett, ein Herd zum Kochen, ein Tisch und Stühle und eine Ecke für mich. Sie holte mich öfter, dann durfte ich mehrere Tage bei ihr bleiben. Sie spielte viel mit mir. Sie hatte eine Kiste voll mit Knöpfen. Die sortierten wir, mal nach Größe, mal nach Farbe, und zum Schluss suchten wir gleiche Knöpfe. Ich habe fast immer gewonnen.

Damit ich besser schlafen konnte, schenkte mir Tante Lene einen Bären, den ich Pit nannte. Pit blieb bei meiner Tante, so wartete er immer auf mich und freute sich, wenn ich kam. Mein Bär konnte auch brummen."

Bei der nächsten Gelegenheit brachte ich Frau G eine Kiste mit Knöpfen. Ich fragte sie: „Darf ich Ihnen zeigen, was man mit den Knöpfen alles machen kann?" Frau G strahlte, nahm die Knopfkiste, drehte die Kiste um und sortierte die Knöpfe. Ich brachte ihr eine Unterlage und mehrere Schälchen und zog mich zurück. Einige Wochen beschäftigte sich Frau G mit den Knöpfen.

Ich fand einen gebrauchten Bären, ließ ihn reinigen und legte Frau G den Bären auf den Schoß, mit den Worten: „Dieser Bär ist auch viel allein. Darf er bei Ihnen bleiben?" Der Bär wurde als ihr Pit angenommen, sie nahm ihn überall mit, zum Essen und zu allen Beschäftigungen.

Frau G hat in ihren letzten Lebensmonaten fast immer lächelnd mit ihrem Bären im Rollstuhl gesessen. Sie freute sich, wenn jemand zu ihr kam, mit ihr sprach oder ihre Hand streichelte. Manchmal hielt sie uns ihre Hand entgegen, schloss die Augen und ihr Gesicht entspannte sich.

Kurz vor Weihnachten ist Frau G mit ihrem Bären Pit im Arm ruhig eingeschlafen.

Mein Kleines

In den ersten Wochen meiner Tätigkeit im Haus Katharina beobachtete ich nach Möglichkeit die Bewohner der beiden Stationen. Einmal, ich war gerade in der Nähe des Speisesaals, hörte ich eine helle, fast schrille Stimme, die sagte: „Lassen Sie mich endlich in Ruhe, ich will hier raus, ich muss zu meinem Kleinen." Eine tiefe Stimme rief: „Sei still, du musst immer meckern. Geh doch, wenn es dir nicht gefällt." Mehrere andere sprachen dazwischen wie: „Immer dasselbe, die soll still sein." Und eine Betreuerin unterstützte die Bewohner und meinte: „Essen Sie Ihr Brötchen auf, dann können Sie wieder in Ihr Zimmer gehen."

Ich betrat den Essraum und grüßte: „Guten Morgen!" Alle Anwesenden waren sofort ruhig und schauten auf ihren Teller. Nachdem Frau U den Frühstücksraum verlassen hatte, klopfte ich an ihre Zimmertür, trat langsam in den Flur und fragte: „Ich bin Frau Klein, darf ich reinkommen?" „Raus, ich will keinen sehen, mein Kleines will Sie auch nicht sehen." Ich entschuldigte mich und ging. Nach einer Stunde klopfte ich erneut an die Zimmertür von Frau U, öffnete die Tür und sagte: „Frau U, ich bin Frau Klein und möchte Ihr Kleines besuchen." Sie kam mit einem weißen Fellhund auf dem Arm, streichelte diesen und meinte: „Sie können hereinkommen, mein Kleines mag Sie."

So lernte ich Frau U kennen. Ich blieb zwanzig Minuten bei ihr und ließ sie einfach reden. Zum Beispiel: „Mein Kleines und ich wollen nach Hause." Dann ging sie ans Fenster, zeigte auf eine Wolke und flüsterte, mit dem Zeigefinger am Mund: „Psst, das dürfen Sie keinem erzählen. Da oben", sie zeigte auf eine Wolke, „das ist meine Mutter, die wartet auf mich. Aber die lassen mich hier nicht weg und ich weiß nicht, ob ich mein Kleines mitnehmen kann."

Ich hörte zu und beantwortete nur ihre Fragen. Obwohl sie fast zwanzig Minuten redete, wurde ihre Stimme ruhiger, sicherer und deutlicher. Bei meinem Abschied fragte ich, ob ich sie noch weiter besuchen dürfte. Sie schaute ihr Kleines an und flüsterte: „Ja, kommen Sie, kommen Sie." Sie weinte, lief zum Fenster und schaute zum Himmel. Ich war sehr erschrocken und ging zu ihr, nahm sie mit ihrem Kleinen in den Arm und versprach ihr, dass ich nachmittags noch einmal zu ihr komme würde.

Da ich abends einen Lehrgang hatte, konnte ich etwas früher im Haus Katharina sein und mein Versprechen halten. Um 16.00 Uhr klopfte ich an Frau Us Tür. Sie hatte ihr Kleines auf dem Schoß, saß im Sessel am Fenster und sprach mit der Wolke, die nicht zu sehen war.

Ich begrüßte Frau U und ihr Kleines und sagte sofort: „Ich möchte Ihnen mal ein neues Zimmer zeigen. Das habe ich eingerichtet, vielleicht gefällt es Ihnen." Sie ging zwei Schritte, blieb stehen und sagte leise, ihrem Stofftier zugewandt: „Kleines, du hattest recht, Frau Klein ist doch noch mal gekommen."

Wir drehten eine Runde über die Flure, dann öffnete ich das Montessori-Zimmer. Sie schaute sich die Materialien an, fragte, was das und dieses sei und ob man damit spielen könne und ich die Regeln kenne. Ich antwortete: „Sie können sich ein Material aussuchen, dann zeige ich Ihnen, was und wie man damit umgehen kann." Sie zeigte auf die Einsatzzylinder. Ich führte sie in die erste Handhabung mit den Zylindern ein. Sie setzte ihr Kleines neben den Zylinderblock und versuchte, die Tätigkeit langsam und konzentriert durchzuführen. Etwa eine halbe Stunde später musste ich zum Lehrgang, Frau U aber wollte sich noch weiter mit den Zylindern beschäftigen, sodass ich ihr den Zylinderblock in ihr Zimmer mitgab, damit sie, so lange wie sie wollte, damit arbeiten konnte. (Siehe Bewegungsanalysen im Abschnitt Praxis)

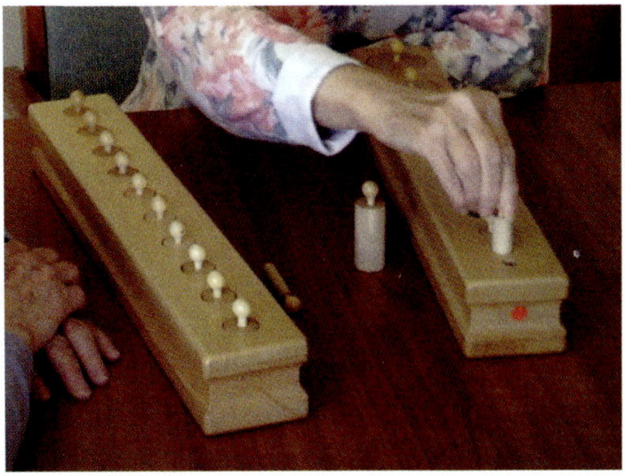

Am nächsten Tag stellte ich den zweiten Zylinderblock zum ersten und wir spielten eine Runde zusammen.

Da Frau U keinen Kontakt zu den anderen Bewohnern hatte, versuchte ich, sie so oft wie möglich kurz zu besuchen, damit sie reden konnte. Ich brauchte nicht mehr zu fragen, ob ich reinkommen dürfte. Ich klopfte an, nannte meinen Namen und sofort rief sie: „Kommen Sie rein, Frau Klein." Allmählich wurde sie zufriedener, ihre Stimme klang nicht mehr so schrill.

Mehrere Wochen kam sie regelmäßig in den Montessori-Raum, immer öfter nahm sie auch an Gruppenspielen wie Memory oder Würfelspielen teil. Die anderen Bewohner akzeptierten sie mittlerweile, sie ließen sie mit ihrem Kleinen reden und klatschten, wenn sie bei einem Spiel als Erste fertig war. Das tat Frau U sehr gut.

Das zeigt, dass die Teilnehmer gerne zu uns kommen und nicht nur Einzeltätigkeiten durchführen, sondern auch gerne an Kleingruppen-Spielen teilnehmen.

Am Ende unserer Angebote lese ich meistens eine Geschichte vor, wie *Oma und Frieder* oder *Die Tiere verlassen den Zoo*, manchmal singen wir auch ein Lied mit Harfenbegleitung. Damit alle gut hören und mich sehen können, stellen wir die Stühle kreisförmig um die Tische.

Einmal saß Frau U neben mir und unterhielt sich mit ihrem Kleinen. Einige reagierten sofort mit „Psst" und wollten ihren Unmut kundtun. Ich sagte zu ihr: „Frau U, Ihr Kleines möchte schlafen, da sollten wir leise sein." Sie schaute auf ihren Fellhund, schaukelte ihn langsam hin und her und hörte still bis zum Ende der Geschichte zu. Bevor alle zum Mittagessen gingen, bedankte ich mich bei den Mitbewohnern für ihr Mitmachen und ihre Geduld, einige antworteten: „Sie haben mit uns ja auch so viel Geduld."

Frau U ist nach einigen Wochen von ihren Angehörigen in ein anderes Seniorenheim gebracht worden. Leider konnte ich das nicht verhindern.

Ich hoffe, dass es ihr und ihrem Kleinen gut geht.

Möchten Sie einmal probieren?

Bei einem meiner ersten Besuche im Seniorenheim sah ich morgens im Essraum Herrn V sitzen, still in seinem Rollstuhl, am gedeckten Frühstückstisch. Seine Mimik war ausdruckslos, fast starr. Seine Augen bewegten sich hin und her, ohne dass er den Kopf drehte. Seine Hände lagen reglos auf dem Tisch, nur der Zeigefinger der rechten Hand streckte und schloss sich in einem unregelmäßigen Takt. Nach mehrmaligem Strecken und Beugen des Zeigefingers legte er die ganze Hand auf den Tisch. Seine Augen verfolgten diesen Vorgang, ohne dass er den Kopf bewegte.

Ich putzte mir geräuschvoll die Nase und Herr V schaute mich erstaunt an. Also nahm er seine Umgebung akustisch wahr. Seine Nachbarin sprach ihn an, er schaute kurz in ihre Richtung, reagierte aber nicht. Nach einer Weile setzte ich mich in seine Nähe und begrüßte ihn. Er schaute mich an, antwortete aber nicht.

Einige Tage später las ich für alle im Essraum Anwesenden eine kleine, lustige Geschichte vor. Ich merkte beim Lesen, dass Herr V zuhörte und seine Mimik sich entspannte. Ich glaube, er hat den Text auch verstanden. Am Ende der Geschichte klatschte er mit den anderen Senioren. Die Betreuer waren darüber sehr erstaunt. Sie berichteten mir, dass Herr V schon längere Zeit auf keines ihrer Angebote reagiert hatte. Also begann ich, Herrn V nach Montessori zu betreuen.

Nach einigen Wochen, in denen ich Herrn V immer wieder freundlich begrüßt und er mich erkannt hatte, fragte ich ihn, ob ich ihm unser neues Zimmer zeigen dürfte. Er nickte kaum merkbar. Ich fuhr ihn mit seinem Rollstuhl in unseren Montessori-Raum und erzählte ihm dabei, dass ich erst Rollstuhlfahren lernen müsste. Er lächelte ganz leicht.

In unserem Raum legte ich verschiedene Montessori-Beschäftigungsmaterialien auf den Tisch und fragte ihn: „Was darf ich Ihnen zeigen?" Er zeigte auf ein Körbchen, das mit Bausteinen in Schraubenart gefüllt war. Ich fragte, wie es nach Montessori üblich ist: „Darf ich Ihnen zeigen, was man mit diesen Bausteinen machen kann?“ Er nickte und ich bereitete ihm den Arbeitsplatz vor und fragte wieder: „Möchten Sie einmal probieren?“ Wie immer ließ ich ihm Zeit und kümmerte mich inzwischen um eine andere Seniorin.

Nach einigen Minuten versuchte Herr V die einzelnen Bausteine zusammenzuschrauben. Er war ganz konzentriert, ließ sich nicht stören, erst zur Mittagszeit legte er, zufrieden mit sich selbst, die Hände auf den Tisch und strahlte uns wortlos an. Auch wir zeigten ihm wortlos unsere Begeisterung.

Nach diesem ersten Erfolg nahm Herr V fast jede Woche allein oder in Gemeinschaft an unseren Angeboten teil.

Das schönste Erlebnis für mich war, als er eines Tages am Schluss unseres Treffens sagte: „Danke … Frau … Klein!“

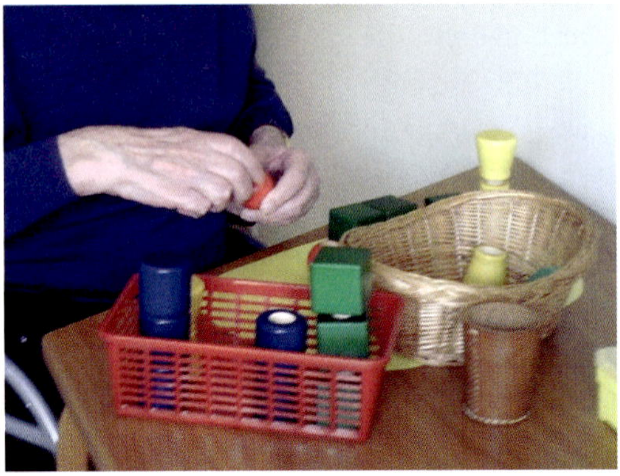

In Afrika war ich Madame E

Eine neue Patientin kam in unsere Einrichtung und erzählte jedem, der in ihre Nähe kam: „Ich bin Madame E, ich bin nur vorübergehend hier zur Erholung." Sie war guter Dinge, schaute sich im Haus alles an, kam auch in unseren Montessori-Raum und meinte: „Hier ist es schön, darf ich hier bleiben?" „Natürlich", war unsere Antwort.

Wir zeigten ihr Beschäftigungsmaterial, Spiele und Bücher. Sie schaute sich alles interessiert an und fragte: „Kann ich auch erst mal zuschauen?" Wir erklärten ihr, dass bei uns jeder wählen kann: zuschauen, spielen, allein oder mit anderen. Jeder kann wählen, wie lange er bei uns bleibt, wie oft er eine Beschäftigung oder Übung wiederholt. Frau E schaute etwa eine halbe Stunde an zwei verschiedenen Tischen zu. Dann fragte sie: „Haben Sie auch ein Memory?" Wir legten ihr vier verschiedene Memory-Spiele vor, mit der Bitte, sich eins auszusuchen. Sie entschied sich für das Weihnachts-Memory. Ich legte zunächst sechs Paare mit Weihnachtsbildern geordnet auf den Tisch. Nachdem Frau E wider Erwarten sehr unsicher war, fragte ich sie, ob sie das Spiel kannte und das schon einmal gespielt hatte. Sie überlegte eine Weile und dann erzählte sie:

„Ich habe beim Roten Kreuz gearbeitet. Ich habe Geld gesammelt für arme Kinder in Afrika und bin auch in Afrika gewesen. Dort haben wir eine Schule gebaut, mit Kindergarten. Ich war lange in Afrika. Die Afrikaner nannten mich Madame E. Die kleinen Kinder riefen oft Mama E. Ich habe in Afrika auch einige Tierparks gesehen. Afrika ist ein schönes Land. Wenn ich wieder zu Hause bin, fahre ich sofort wieder nach Afrika." Madame E redete fast eine halbe Stunde, die anderen Patienten hörten teilweise zu oder beschäftigten sich mit Übungsmaterialien.

Erstaunlich war hier, dass Madame E ganz begeistert erzählte und dabei Wahres und Wünsche verbinden konnte. Das Memory-Spiel legten wir still zur Seite, das konnte sie nicht mehr.

In den nächsten Wochen erzählte sie weitere Ereignisse aus ihrem Leben, aber das, was in den letzten Jahren geschehen war, war in ihrem Gehirn ausgelöscht.

Motorische Fähigkeiten können durch Übungen wieder erlernt werden, aber das Kurzzeitgedächtnis ist nicht mehr zu ersetzen.

Madame E war bald in der Gruppe integriert, ihre Defizite wusste sie gut zu überspielen, indem sie bei allen Themen und Gesprächen mitreden konnte. Sie fand immer eine passende, wahre oder erfundene Geschichte. Aber sie wusste nicht, wo in ihrem neuen Zimmer die Toilette war und sehr oft suchte sie vergeblich ihr Zimmer.

Als Madame E, ich weiß nicht wie, erfuhr, dass sie nicht mehr nach Hause konnte - ihre Wohnung war nicht mehr da, ihr Betreuer hatte sie aufgelöst - wurde sie sehr still und traurig. Sie kam zunächst nicht mehr in unser Montessori-Zimmer.

In der Einzelbetreuung konnten wir zunächst nur zuhören und für sie da sein. Schließlich tröstete sie sich mit Harfespielen. Sie spielte einige ältere Volkslieder, die von den Mitbewohnern mitgesungen wurden. Madame E wollte bald nicht mehr essen, dann nicht mehr trinken. Sie war müde, wollte nicht mehr aufstehen und ist eines Abends eingeschlafen und morgens nicht mehr aufgewacht.

Liebe Madame E, ich hoffe, Sie träumen von Afrika!

Der Weg, den die Schwachen gehen,
um sich zu stärken,
ist der gleiche Weg,
den die Starken gehen,
um sich zu vervollkommnen.

Maria Montessori

Der innere Bauplan

2009 besuchte ich einmal in der Woche die Bewohner einer Senioren-Tagesklinik. Gleich am ersten Tag fiel mir ein kleiner, schmächtiger Mann auf, der ein Buch aufgeschlagen vor sich hatte, unverwandt auf die Buchstaben schaute und dabei zeitweise die Augen schloss.

Ich begrüßte ihn mit „Guten Morgen, Herr W. Ich bin Frau Klein und möchte Sie einmal in der Woche besuchen." Herr W schaute mich kurz an, sagte nichts, sondern guckte wieder in das aufgeschlagene Buch. Eine Betreuerin meinte, Herr W reagierte schon seit Monaten nicht mehr auf Ansprache.

An diesem Morgen sprach ich Herrn W immer wieder an und am Ende meines Besuches verabschiedete ich mich mit den Worten: „Auf Wiedersehen, Herr W. Ich komme nächsten Mittwoch wieder." Herr W schaute mich an, nickte kaum erkennbar und schaute in sein Buch.

Beim nächsten Treffen brachte eine Pflegerin Herrn W in das Beschäftigungszimmer. Er nahm sofort sein Buch, legte es vor sich auf den Tisch und schaute hinein. Seinem Sitznachbarn zeigte ich ein Magnetspiel.

Dieses Spiel besteht aus silbernen Magnetkugeln und unterschiedlich langen Metallstangen. Nach kurzer Zeit kam noch eine Seniorin dazu und beide bauten mit den Stangen und Kugeln Türme und Häuser. Herr W schaute plötzlich nicht mehr in sein Buch, seine Blicke richteten sich auf die anderen, die mit dem Magnetspiel beschäftigt waren. Eine Stunde lang schaute Herr W abwechselnd in sein Buch und zum Magnetspiel. An diesem Tag verabschiedete ich mich mit den Worten: „Auf Wiedersehen, Herr W, nächste Woche komme ich wieder. Wenn Sie möchten, zeige ich Ihnen das Spiel mit den Magneten."

Als ich Herrn W nach einer Woche begrüßte, erwiderte er meinen Gruß und sagte: „Guten Morgen!" Alle Betreuer im Raum waren sehr überrascht und bestätigten noch einmal, dass Herr W schon länger kein Wort gesagt und keine Antwort gegeben hatte.

Beim nächsten Treffen ließ sich Herr W als Erster in seinem Rollstuhl ins Montessori-Zimmer bringen, das Buch lag auf seinem Schoß. Aber kaum stand sein Rollstuhl am Tisch, legte er sein Buch auf den Tisch und zeigte auf das Magnetspiel. Ich fragte ihn: „Darf ich Ihnen zeigen, wie man damit bauen kann?“ Er nickte. Ich war erstaunt und freute mich sehr, dass Herr W etwas aus seinem Schneckenhaus herauskam. Ich musste jetzt ganz behutsam sein und nicht zu viel auf einmal zeigen.

Ich bereitete ihm einen Arbeitsplatz: eine Unterlage, ein Tablett, ein Körbchen mit Magnetkugeln und Magnetstangen. Ganz langsam nahm ich mit Daumen, Zeigefinger und Mittelfinger einen Magnetstab und hielt diesen an eine Magnetkugel. Danach legte ich die zweite Stange an die Magnetkugel und weitere Stangen, bis wir einen Kreis hatten. Ich fragte Herrn W: „Möchten Sie einmal probieren?“ Er gab zwar keine sprachliche Zusage, aber er holte sich die erste Magnetstange und die passende Kugel dazu.

Fast zwei Stunden beschäftigte sich Herr W mit dem Magnetischen Material, das Buch hatte er zur Seite geschoben. Er legte nicht nur den von mir gezeigten Kreis sondern auch mehreckige Formen und probierte auch, einen Turm zu bauen. Er war so vertieft und merkte gar nicht, dass nach und nach die Betreuerinnen kamen und staunten. „Wie haben Sie das gemacht?“, fragten sie.

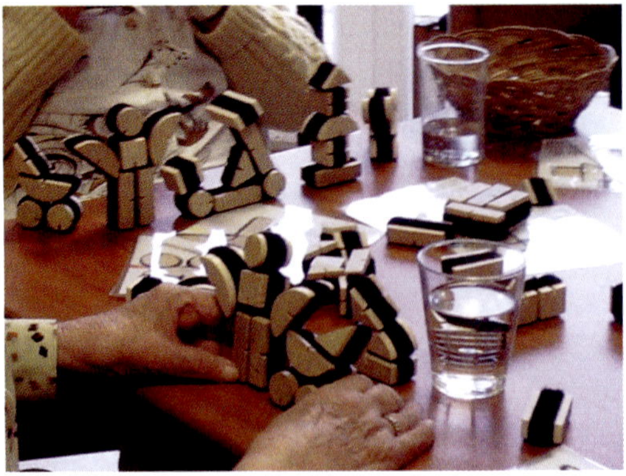

Ich habe Herrn W einfach Zeit gelassen. Ich weiß nicht, warum er nicht geredet hat. Ich weiß nicht, was er erlebt hat. Ich habe ihn zu nichts überredet, ich begegnete ihm stets freundlich und verständnisvoll.

Und er konnte selbst entscheiden, ob er sich weiter hinter seinem Buch verstecken wollte oder nicht.

Seine Angehörigen reagierten sehr positiv. Ihr Vater würde wieder sprechen und manche Fragen beantworten. Solange ich regelmäßig das Seniorenstift besuchte, beschäftigte sich Herr W jedes Mal zuerst alleine. Manche der Bewohner wollten aber gemeinsame Spiele durchführen. Nach einigen Wochen wollte auch Herr W, nachdem er mehrmals zugeschaut hatte, zeitweise an den gemeinsamen Spielen teilhaben.

Herr W brauchte immer etwas für die Hände, zum Bauen oder Konstruieren. So brachte ich ihm einen Pappeimer mit Baumaterial. Damit konnte er ohne Hilfe Türme bauen, Eisenbahnwagen zusammenschrauben usw. Bei seiner Tätigkeit durfte ihn keiner stören.

Herr W hatte gesundheitliche Probleme, sodass er von der Tagesklinik in das Seniorenheim eingewiesen wurde. Ich besuchte ihn dort mehrmals, aber er hatte wieder sein Buch vor sich und wollte oder konnte keinen Kontakt mehr aufnehmen.

Nach einigen Wochen ist Herr W gestorben.

Ich hoffe, dass Herr W die Zeit bei uns als lebenswerte Zeit empfinden konnte.

**Jeder Mensch trägt in sich einen Bauplan,
der ein bestimmtes Entwicklungsmuster hat.
Jeder Mensch hat den gleichen Plan,
folgt diesem jedoch in seiner
individuellen Zeit und Ausprägung.**

Maria Montessori

Sternstunden

Frau Y ist eine nette, ältere Dame, die nie Zeit hat. Sie muss telefonieren, Rätsel raten, viele Bücher lesen und ganz bestimmte Sendungen im Fernsehen anschauen, denn sie möchte gerne wissen, was in der Welt geschieht. Das erzählte sie mir, als ich sie fragte, ob sie mit uns in das Montessori-Zimmer kommen möchte.

Vier Tischnachbarn von Frau Y kamen schon seit Wochen jeden Montag zu uns, sie hatten Frau Y erzählt, dass wir ein Spiel haben, in dem Sterne vorkommen, die leuchten. Frau Y glaubte das nicht, aber die anderen Damen meinten, sie könnte ja zu uns kommen, dann würde sie das selbst sehen.

Am folgenden Montag empfing mich Frau Y ganz verlegen am Eingang des Hauses und fragte mich: „Spielen Sie heute wieder mit den Sternen?" Ich war zuerst sehr überrascht und fragte zurück: „Möchten Sie das Spiel gerne sehen?" Sie meinte darauf, schon sicherer: „Ich habe heute Zeit." Wir vereinbarten, dass sie zuerst frühstücken und dann zu uns in das Montessori-Zimmer kommen sollte.

Sie kam nach kurzer Zeit und meinte: „Ich habe keinen großen Hunger gehabt." Sie schaute sich überrascht das Zimmer an und entdeckte den vorbereiteten Arbeitsplatz mit dem Sternen-Memory.

Unter den einzelnen Karten stand der Name der Sternbilder, die zweite Karte war namenlos, man musste das passende Bild suchen. Frau Y schaffte das nach kurzer Zeit alleine und meinte: „Das war aber schwer."

Eine weitere Spielmöglichkeit ist, auf die unbenannten Sternkarten die passenden Namenskärtchen zu legen. Frau Y beschäftigte sich 65 Minuten alleine mit dem Sternenspiel. Sie legte die Karten einmal untereinander, nebeneinander oder ganz ungeordnet auf den Tisch. Sie merkte nicht, dass die anderen Bewohner langsam aufräumten.

Am Ende unseres Treffens wünschten sich alle die Geschichte von Kassiopeia und die Überraschung - das Leuchten der Sterne.

Außerdem erzählte ich: „Bestimmt haben Sie schon einmal in einer klaren Nacht zum Sternenhimmel geschaut und die vielen hellen Sterne bewundert. Haben Sie auch genau hingeschaut? Dann ist Ihnen sicher aufgefallen, dass es unterschiedlich viele Sterne gibt, wie helle und etwas dunklere. Manche Sterne stehen in Gruppen zusammen und andere vereinzelt. Nicht alle Sterne leuchten weiß, andere sehen rötlich oder gelb aus. Schauen Sie sich bei klarem Wetter die Sterne an, Sie werden vieles entdecken!"

Alle Anwesenden hörten aufmerksam zu. „Machen Sie bitte alle einmal die Augen zu." Wir verteilten die Sternkarten auf dem Tisch, verdunkelten das Zimmer und die Sterne leuchteten. „Bitte Augen aufmachen!" „Oh, die leuchten wirklich!" Im Hintergrund hörten wir leise Musik, ich erzählte vom Weltall, von der Erde und der Sonne, wie sich alles dreht. Einige Minuten war Stille im Raum, wir drehten langsam die Rollos nach oben und allmählich erhellte sich unser Zimmer. Man hörte ein wohliges Aufatmen.

Plötzlich sagte Frau Y: „Frau Klein, wenn ich abends nicht schlafen kann, dann sehe ich immer den hellen Stern, den hier", sie zeigte auf den Fixstern. „Wenn ich später aus dem Fenster schaue, dann ist der Stern weg. Drehen sich die Sterne auch?" Ich antwortete: „Die Erde und alle Planeten drehen sich."

Nach einigen Minuten sagte Frau Y wieder: „Frau Klein, wenn ich abends nicht schlafen kann, dann sehe ich immer den hellen Stern, hier, den", zeigte wieder auf den Fixstern. „Wenn ich später aus dem Fenster schaue, dann ist der Stern weg. Drehen sich die Sterne auch?" Ich antwortete: „Die Erde und alle Planeten drehen sich." In den nächsten zehn Minuten fragte Frau Y noch fünf Mal das Gleiche.

Es ist wichtig, immer wieder ruhig und freundlich, wie beim ersten Mal, zu antworten. Es ist ein Zeichen der Krankheit, dass das Kurzzeitgedächtnis nicht mehr funktioniert.

Wäre meine Antwort gewesen: „Das habe ich Ihnen doch schon gesagt" - Frau Y wäre verunsichert und nervös gewesen und vielleicht verstummt. Es ist möglich, dass diese Frage noch öfter kommt, dann bekommt sie immer wieder die gleiche Antwort.

Frau Y fragte später, ob sie jetzt immer kommen könnte. Sie hätte gedacht, wir machten hier nur Kinderkram.

Liebe Frau Y, betrachten Sie abends Ihren Stern und schlafen Sie gut!

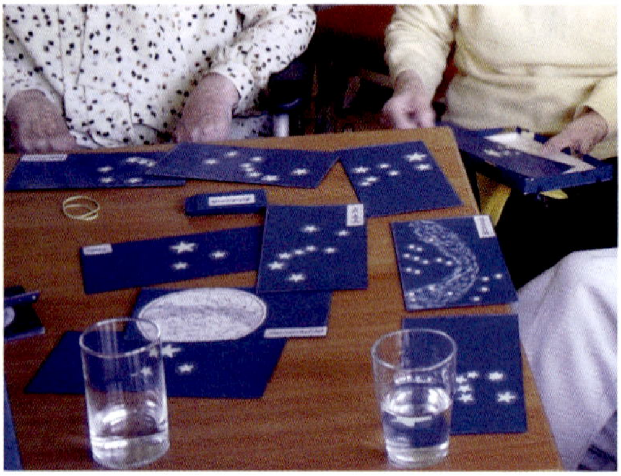

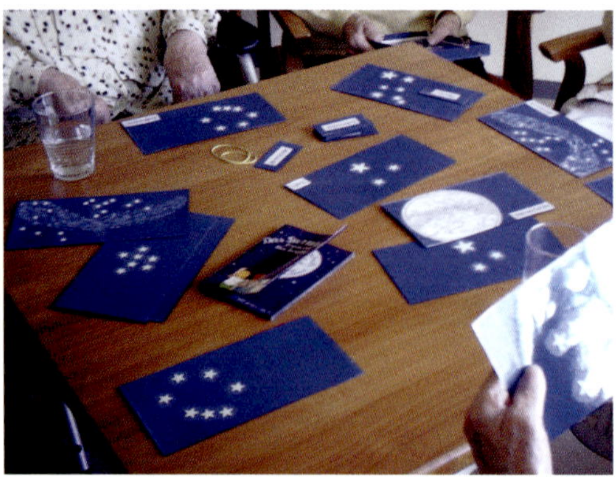

Ich kann dann wieder nach Hause

Herr Ch war erst einige Tage im Seniorenheim. Er erzählte jedem: „Ich bin hier nur auf Kur, ich muss turnen und üben, dann kann ich wieder nach Hause."

Bei meinem ersten Besuch begrüßte er mich freundlich und meinte: „Üben Sie jetzt mit mir?" Ich antwortete ihm: „Kommen Sie bitte mit in unser Übungszimmer, da können wir schauen, ob wir die passende Tätigkeit für Sie finden." Weiters fragte ich ihn, wo er gewohnt habe, was er außer Sport gerne machte. Er antwortete: „Karten spielen." Und er fragte mich, was es in diesem Haus denn für Angebote gäbe. „Kommen Sie mit mir in unser Spielzimmer, da kann ich Ihnen unsere Beschäftigungsmöglichkeiten zeigen."

Er ging mit und erzählte mir, er wäre schon lange Jahre der Weltmeister im Kartenspiel. Seine Karten habe ihm seine Frau nicht mitgegeben, seine Frau wollte sicher üben, weil sie immer verlor, wenn sie gemeinsam spielten.

Im Montessori-Raum angekommen schaute er sich viele Materialien an, nahm die Wäscheklammern und wollte wissen, was wir mit den Wäscheklammern machten, wir würden hier doch nicht waschen. Ich lachte und erklärte ihm, dass wir mit den Wäscheklammern die Beweglichkeit der Finger übten, und zeigte ihm ihre Handhabung. Er nahm sich sofort eine Klammer, klappte diese auf und zu und meinte, das wäre zu leicht, was man denn noch damit tun könnte.

Ich zeigte ihm die Arbeit mit Wäscheklammern und Pappteller. Er war begeistert und steckte zwei Teller mit Wäscheklammern, dabei suchte er immer die gleiche Farbe der Klammern. Als er fertig war, stellten wir seine Arbeit auf ein Regal und sagten ihm, die Teller sähen gut aus. Er meinte: „Ja, ich mache jeden Tag Sport." Als ich erwiderte, dass ich auch manchmal

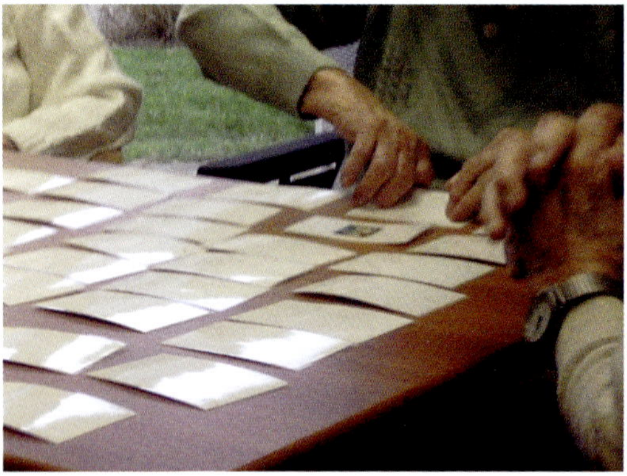

zum Sport ginge, nahm er meine Antwort nicht wahr.

Herr Ch schaute sich im Raum um und sah Memory-Karten. Er legte die Karten mit der Bildseite auf den Tisch, suchte die passenden Karten und sagte dabei „Herz“ oder „100“. Fast 30 Minuten beschäftigte sich Herr Ch mit den Memory-Karten. Als eine Mitbewohnerin ihn fragte, was er spielte, antwortete er: „Skat. Sehen Sie dort, ich habe alles gewonnen.“

Ich fragte: „Darf ich Ihnen zeigen, was man mit den Karten noch spielen kann?“ Aber er sagte ganz aufgeregt: „Nein, nein, Sie stören mich.“ Ich entschuldigte mich und ließ ihn mit den Karten nach seinem Bedürfnis spielen.

Bei den nächsten Treffen holte er sich immer wieder die gleichen Karten, sortierte sie nach Bildern, nach Farbe und Größe. Wenn die anderen Patienten ihn aufforderten, an einem Gesellschaftsspiel teilzunehmen, wurde er böse und schrie: „Lasst mich in Ruhe, ich will nicht, ich muss mit den Karten spielen.“ Er sprang vom Stuhl auf und drohte mit der Faust. Dieses Verhalten kam manchmal plötzlich, selbst wenn einer nur auf seine Karten schaute. Ich konnte ihn nur beruhigen, indem ich ihm andere Karten brachte und ihm sagte: „Schauen Sie mal, ich habe Ihnen neue Karten mitgebracht“ oder „Draußen sind kleine Vögel“. So plötzlich die Aggression auftrat, so schnell war sie vorbei, wenn er abgelenkt wurde.

Nach einigen Wochen fand ich Herrn Ch im Essraum beim Tisch, er starrte auf seine Hände, machte eine Faust, schlug mit der Faust auf den Tisch, erst rechts dann links, und schrie: „Sport, Sport, Sport. Ich will nach Hause.“ Er steckte die Faust in den Mund, nach einigen Minuten schlug er wieder auf den Tisch.

Ich setzte mich wortlos an seinen Tisch und schaute nur auf seine Hände. Als er sie wieder in den Mundstecken wollte, nahm ich eine Hand und sagte ihm: „Oh, die Hände sind ganz rot. Darf ich sie einmal streicheln?" Er nickte überrascht und ich streichelte abwechselnd die rechte und linke Hand und summte das Lied *Kein schöner Land …* Er wurde ruhiger, ich konnte ihn ablenken.

In der folgenden Zeit versuchten wir weiter durch Beobachtungen herauszufinden, was ihn besonders interessierte, welche Erinnerung er noch hatte. Wenn wir ihn in unseren Raum holten, sagten wir immer, wir gingen zum Sport.

Im Montessori-Raum hatten wir einen Platz für ihn vorbereitet, an dem er Bewegungsübungen durchführen konnte. Zum Beispiel die Hände auf die Knie, dann über Kreuz, dann wieder auf die Knie usw. Diese Übungen konnte Herr Ch so lange und so oft, wie er wollte, wiederholen. Wir unterstützten seine Tätigkeit mit „Das ist ja großartig, wie viel Sie trainieren, das könnte ich nicht". Die Antwort von Herrn Ch erfolgte immer mit den gleichen Worten: „Ich bin auch ein Sportler."

Nach einigen Wochen wollte Herr Ch nicht mehr essen und trinken. Er saß still in unserem Raum, schaute den anderen bei ihrer Beschäftigung zu, lächelte in sich hinein, als träumte er, schloss manchmal die Augen, wollte aber nicht in sein Zimmer. Er wollte bei uns bleiben.

Als Herr Ch nicht mehr aufstehen wollte, war stets einer bei ihm, die Angehörigen, oder ein Betreuer. Wir spielten für ihn Lieder auf der Harfe, lasen kleine Geschichten vor, die er kannte, hielten seine Hand und waren einfach bei ihm. Wir begleiteten ihn.

Als seine Zeit gekommen war, schlief er ruhig ein.

Hier kann man spielen

Das Ehepaar Sch zog gemeinsam in die Seniorenresidenz. Beide waren pflegebedürftig, weil sie auf einen Rollstuhl angewiesen waren. Frau Sch war schlank und klein und saß still in ihrem Rollstuhl, blickte auf ihre verkrampften Hände, von Zeit zu Zeit schaute sie suchend nach ihrem Mann, um anschließend wieder auf ihre Hände zu sehen. Ihr Kopf war nach vorne gebeugt, nur die Augen bewegten sich, wenn sie ein Geräusch wahrnahm.

Herr Sch wirkte in seinem Rollstuhl groß und mächtig, seine Stimme klang dunkel und befehlend. „Ich habe Hunger, ich will essen. Kommt hier keiner?" Dabei klopfte er im Takt mit der rechten Faust auf den Tisch. Eine Betreuerin ermahnte ihn, nicht so laut zu schreien, er wäre nicht alleine im Raum, außerdem habe er gerade gefrühstückt. Herr Sch schrie weiter, seine Frau zog erschrocken ihre Schultern nach vorne, machte sich klein und schaute auf den Boden. Nach einiger Zeit rief Herr Sch: „Ich will auf mein Zimmer, hier gibt's ja nichts." Herr Sch versuchte, selbst mit dem Rollstuhl zu fahren, was ihm aber nicht gelang. Danach rief er nach seiner Frau, die darauf nicht reagierte.

Nach einem Rundgang auf der Station hörte ich Herrn Sch noch immer schreien. Ich ging zuerst zu seiner Frau, stellte mich vor und fragte: „Darf ich mich zu Ihnen setzen?" Sie schaute mich von unten an, guckte nach ihrem Mann und nickte mir zu. Ich erzählte ihr, dass ich sie gerne einmal in der Woche besuchen würde. Frau Sch blickte zu ihrem Mann, der sie anschaute und mit den Schultern auf und ab wippte. Frau Sch wisperte: „Mein Mann ist einverstanden." Ich bedankte mich bei Frau Sch und setzte mich neben Herrn Sch. Er schaute mich neugierig an und vergaß zu brüllen.

„Herr Sch, spielen Sie Schach oder lieber Skat?", fragte ich. Herr Sch war immer noch sprachlos, er sah mich an und schaute nach seiner Frau. Seine Blicke gingen durch den ganzen Raum, alle waren still und erwarteten einen Wutausbruch, wie man mir später erzählte.

Herr Sch sagte plötzlich mit fast normaler Stimme: „Wollen Sie mit mir Schach spielen?" „Wenn Sie möchten? Ich habe aber lange nicht mehr Schach gespielt, ich glaube, dass ich erst üben muss." Herr Sch strahlte plötzlich und sprach zu seiner Frau: „Hast du gehört, hier kann man Schach spielen." Als seine Frau nicht sofort reagierte, schlug er auf den Tisch, klatschte in die Hände, lachte und rief seiner Frau zu: „Wir können hier spielen, hast du gehört? Spielen!" Sein Frau entkrampfte sich etwas, sie schaute ihren Mann an, dann kamen ihr die Tränen, aber sie lächelte dabei und meinte etwas verträumt: „Ja, ja. Spielen."

Herr Sch bat mich, ob ich ihn und seine Frau in ihr Zimmer bringen könnte. Die Betreuer waren einverstanden. Als beide dort saßen, sagte Herr Sch: „Ich habe Hunger." Und eine leise Stimme aus dem Hintergrund meinte: „Ich auch."

Auf dem Tisch stand eine Schale mit Äpfeln. Herr Sch nahm sich einen Apfel, schaute mich an und sagte, während er die Schultern schüttelte: „Nicht beißen." Ich holte aus der Küche ein Messer, nahm den Apfel, schälte ihn, schnitt ihn in kleine Stücke und legte diese geordnet auf einen Teller. Dann brachte ich Herrn Sch den Teller mit den Worten: „Darf ich Ihnen den Apfel geben?" Herr Sch fragte fast ungläubig: „Das haben Sie für mich gemacht?"

Er hatte Tränen in den Augen und auch ich war gerührt. Mein Handeln war doch selbstverständlich. Ich schaute zu Frau Sch, die auch glücklich lächelte und dabei einen Apfel streichelte. Schnell nahm ich auch ihren Apfel, bereitete ihn vor und legte aus den Apfelstückchen ein Herz auf den Teller. Frau Sch freute sich sehr. Für einige „lange" Minuten waren die Eheleute zufrieden, lächelten und sprachen miteinander.

Eine Woche später standen beide nebeneinander auf dem Flur und warteten ungeduldig. Sie wollten mit mir in ihr Zimmer. Wir suchten eine helle Ecke und dort las ich ihnen eine Tiergeschichte vor.

In ihrem Zimmer zeigte ich Frau Sch auch das Spiel mit den Wäscheklammern. Sie glaubte nicht, dass sie ihre Hände noch gebrauchen könnte. Ich ließ ein Körbchen mit Wäscheklammern an ihrem Platz stehen und fragte Herrn Sch, ob er mit mir Schach spielen möchte. Herr Sch wollte aber nicht. Also holte ich größere Würfel, um mit ihm zu würfeln. In der Zwischenzeit hatte Frau Sch sich die Wäscheklammern genommen und sie auf- und zugedrückt. Ich zeigte ihr fortführende Bewegungen wie Wäscheklammern auf einen Pappteller zu stecken.

Herr Sch schaute dabei zu und meinte: „Das möchte ich auch machen." Also bereitete ich für ihn auch einen Arbeitsplatz vor und zeigte ihm die Handhabung der Wäscheklammern. (Siehe Bewegungsanalysen im Abschnitt Praxis)

Das Ehepaar beschäftigte sich an diesem Tag über eine Stunde mit Wäscheklammern und Papptellern. Frau Sch versuchte, die Pappteller mit unterschiedlichen Farbklammern zu schmücken, Herr Sch nahm für jeden Teller eine bestimmte Farbe. Während dieser Tätigkeit sprachen beide miteinander: „Das machst du gut ... das sieht schön aus ... hast du noch rot?"

Bei unserem nächsten Treffen verlangten beide nach meiner Frage, „Was möchten Sie heute mit mir tun?", die bunten Klammern.

Dieses Mal spielten wir drei gemeinsam. Jeder hatte eine Unterlage, darauf einen Pappteller und in der Mitte des Tisches standen Körbchen mit Wäscheklammern in unterschiedlichen Farben: rot, blau, gelb, grün und weiß. Zusätzlich ein Lederbecher mit größeren Würfeln. Wir nennen das „Vorbereitete Umgebung". Wir würfelten abwechselnd und hefteten die gewürfelte Anzahl Klammern an unsere Teller. Als alle drei voll besteckt waren, hatten wir gemeinsam gewonnen. Zum Aufräumen würfelten wir wieder, nahmen die Klammern von den Papptellern und legten sie in die passenden Körbchen.

Auch hier gilt immer: Jeder kann so lange und so oft mitspielen, wie er möchte, und jederzeit aufhören.

Herr und Frau Sch führten in der folgenden Zeit unterschiedliche Beschäftigungen durch. Herr Sch konstruierte mit Magnetkugeln, Stäben, Steinen und großen Schrauben Brücken, Häuser und Türme.

Frau Sch zeigte Interesse am Harfenspiel und spielte Lieder wie *Am Brunnen vor dem Tore, Sah ein Knab ein Röslein stehn, Das Wandern ist des Müllers Lust*. Manchmal sang ihr Mann mit.

Mich mag hier keiner

Frau B ist eine der wenigen Patientinnen, die keine Demenzerkrankung haben, sondern sie ist nach einem Schlaganfall rechts gelähmt und wurde als Pflegefall eingewiesen. Für sie ist es besonders schwer, Anschluss zu den anderen Bewohnern und dem Pflegepersonal zu bekommen. Sie fühlt sich sehr unwohl, nicht ausgefüllt, mal verzweifelt, mal sehr traurig, nie zufrieden. Ihr Benehmen ist im Gegensatz zu den anderen Patienten völlig anders. Sie wehrt sich, wenn sie meint, dass sie ungerecht oder unverstanden behandelt wird. Es ist für jeden Fremden oder neuen Mitarbeiter schwierig, Kontakt mit ihr aufzubauen.

So war unser erstes Zusammentreffen sehr negativ belegt. Ich traf Frau B auf dem Flur. Sie bemühte sich, mit der gesunden Hand ihren Rollstuhl zu bewegen. Ich begrüßte sie und wollte fragen, ob ich helfen könnte. Bevor ich das sagen konnte, schrie sie: „Gehen Sie weg, Sie sind auch nicht anders als die andern. Ich will mit Ihnen nichts zu tun haben."

Ich sagte ganz ruhig und freundlich: „Entschuldigen Sie bitte, ich wollte Sie nicht belästigen und Sie nicht stören. Auf Wiedersehen." Danach habe ich lange überlegt, wie ich Frau B helfen könnte. Sie bräuchte viel Geduld und unbemerkte, wiederholte Freundlichkeit und Zuwendung.

Nach einigen Wochen begegnete ich ihr auf dem Flur. Sie saß im Rollstuhl, an der Wand, und weinte verzweifelt. Sie hört mich nicht kommen, ihre rechte Hand versuchte, die Hose zu öffnen. Vorsichtig ging ich zu Frau B und fragte ruhig: „Darf ich Ihnen helfen?" Frau B schaute mich zunächst erschrocken an und rief: „Meine Hose ist heruntergerutscht, bis zu den Knien." Ich zog Frau B vorsichtig an der Haltestange hoch, stellte die Bremse des Rollstuhls fest, zog die Hose hoch und ordnete ihre andere Unterwäsche. Frau B bedankte sich für die Hilfe und fragte, ob sie auch zu uns in den Montessori-Raum kommen dürfte. Sie schaute mich an und sagte schluchzend: „Mich mag hier keiner, ich möchte hier weg."

Ich nahm zunächst ihre Hand, streichelte diese, fuhr sie in ihrem Rollstuhl in den Montessori-Raum und ließ Frau B reden und weinen, bis sie sich einiges von der Seele gesprochen hatte. Zwischendurch gab ich ihr zu verstehen, dass es sicher schlimm ist, wenn man auf Hilfe angewiesen ist, vor allem wenn man sein Leben lang selbstständig und auch selbst bestimmend war. Als sie sich etwas beruhigt hatte, zeigte ich ihr meine Hände und Finger, die von Arthrose gezeichnet sind, und erklärte ihr, dass ich mit bestimmten Spielen meine Hände trainiere, damit sie beweglich bleiben und ich selbstständig meine Hausarbeiten und alles, was nötig ist, machen kann. Sie wurde dadurch etwas abgelenkt, was ich auch erreichen wollte.

Ich bereitete ihr einen Arbeitspatz mit Unterlage, Schale mit Sand, Dose mit Muggelsteinen und einen Lederbecher mit Würfel.

Als Erstes zeigte ich Frau B, wie sie mit der gesunden Hand im warmen Sand kneten konnte und so die Beweglichkeit der Hand übte. Ich ließ sie alleine probieren, mit der Auflage, dass sie jederzeit aufhören, aber auch immer wieder, wenn sie wollte, mit dem Sand kneten konnte. (Siehe Bewegungsanalysen im Abschnitt Praxis)

Obwohl auch nach und nach andere Patienten zu uns in den Raum kamen, beschäftigte sich Frau B fast eine halbe Stunde mit dem Sand. Danach saß sie still an ihrem Platz und schaute sich das Treiben der anderen Bewohner an.

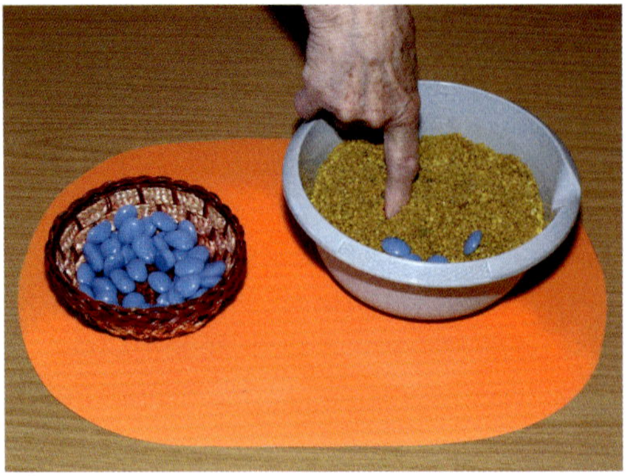

Meine Frage, „Darf ich Ihnen zeigen, was man noch mit dem Sand üben kann?", beantwortete sie mit „Ja, ja."

Ich zeigte ihr das Würfeln mit dem Lederbecher. Wird zum Beispiel 4 gewürfelt, holen wir vier Muggelsteine aus der Dose und verstecken sie im Sand.

Jeder kann so lange würfeln, wie er möchte. Dann holen wir die Steine wieder aus dem Sand. Die Dauer dieser Tätigkeit entscheidet der Bewohner selbst.

Frau B blieb bis zum Mittagessen in unserem Beschäftigungsraum, auch die Schlussgeschichte hörte sie sich an. Sie meinte zwar, sie könnte das bestimmt nicht hören, da sie kein Hörgerät mehr hatte. Ich beruhigte Frau B, indem ich ihr anbot, sie sollte sich sofort melden, wenn sie etwas nicht verstand. Sie hörte sich die Geschichte von Oma und Frieder an, zum Teil lachend.

In den darauf folgenden Wochen kam Frau B, wenn sie nicht gerade eine andere Therapie hatte, zu uns in den Raum. Am Anfang sagte sie oft schon beim Hereinkommen: „Ich will aber da sitzen." Wir erfüllten dann ihren Wunsch ohne Kommentar. Manchmal saß sie schon an ihrem Wunschplatz, dann rief sie: „Nein, ich möchte lieber dort hinten sitzen" oder „Ich muss näher an den Tisch." Wir haben ihre Wünsche immer erfüllt. Es war nicht so einfach, aber ich beobachtete sie weiter. Sie war innerlich so unruhig, so unzufrieden, jede negative Antwort wäre ein Rückschritt gewesen und sie wäre womöglich nicht mehr zu uns in den Raum gekommen.

Frau B beschäftigte sich in den folgenden Wochen mit verschiedenen Materialien und nahm immer öfter auch am gemeinsamen Spiel teil. Die anderen Bewohner akzeptierten Frau B und allmählich hatte sie keine Sonderwünsche mehr.

Nach mehreren Wochen beobachtete ich aber ein neues Verhalten an ihr: Ich hatte Frau B mit der Frage „Darf ich Sie mitnehmen?" aus dem Frühstücksraum in unseren Raum gebracht und gefragt: „Wo möchten Sie sitzen?" Die Antwort war: „Das ist mir egal, stellen Sie mich einfach irgendwo hin, die Plätze sind doch alle gleich."

Ich war so froh, dass ich ihr die Zeit gelassen und nicht negativ reagiert hatte, als wir ihr praktisch nichts recht machen konnten.

Auch das Pflegepersonal merkte, das Frau B viel zufriedener wurde. Sie meckerte kaum noch über das Essen oder schlecht gemachte Betten.

Bei unserem ersten gemeinsamen Fest machte sie von Anfang an mit und half mehrmals anderen Bewohnern bei Spielen. Zum Schluss sagte sie zum ersten Mal: „Frau Klein, Ihnen und allen, die beim Fest mitgeholfen haben, vielen, vielen Dank!"

Das war ein wunderbares Geschenk: Ein Mensch, der sich aufgegeben hatte, der an nichts mehr Freude empfinden konnte, der dementsprechend auch keinen menschlichen Kontakt hatte außer der Tochter, die ebenfalls darunter litt, öffnete sich allmählich, lachte wieder, hatte wieder Ziele.

Leider hat die Tochter für ihre Mutter einen Pflegeplatz in ihrem Wohnort bekommen und Frau B hat uns verlassen.

Ich hoffe, dass Frau B dort nicht wieder negativ auffiel und dann keine Chance hat, das Leben zu meistern.

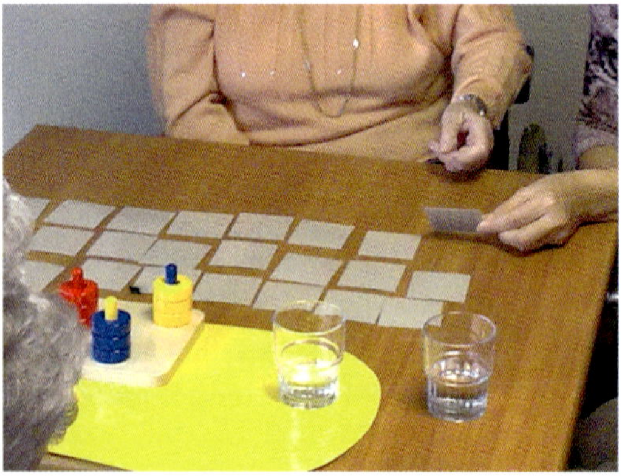

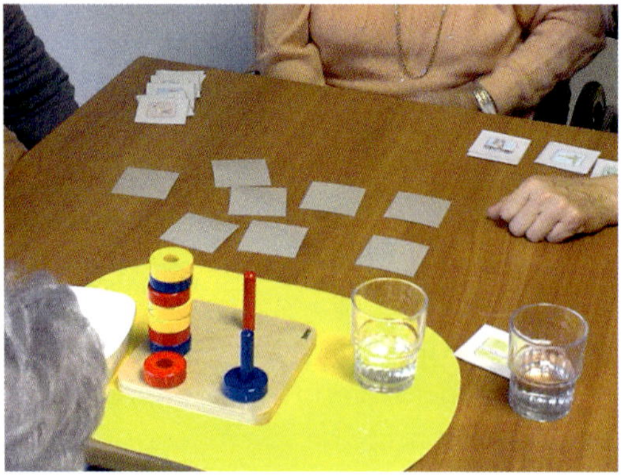

Meine Kinder kommen, die wollen essen

Ich lernte Frau Ö erst kennen, als sie schon seit einigen Wochen im Seniorenheim wohnte. Sie war in einer sehr schlechten körperlichen Verfassung. Psychisch und physisch hatte sie Schwierigkeiten, eine innere Unruhe, getrieben von Angst, hatte sie befallen. Sie jammerte: „Ich will nach Hause. Meine Kinder kommen, die wollen essen. Sie können mich doch hier nicht festhalten." Sie kratzte sich und schrie: „Meine Arme jucken, der ganze Körper juckt, das ist furchtbar." Sie jammerte und ihre Tränen flossen. Sie wurde immer leiser und schluchzte: „Keiner kann mir helfen", dann schrie sie mit letzten Kräften: „Hilfeeee, Hilfeee!"

Die Betreuer waren genauso hilflos wie ich, alle anderen Bewohner waren schockiert und teilweise ängstlich still. Plötzlich rief Frau Ö laut: „Ich will ans Fenster!" Sie wurde in ihrem Rollstuhl zum Fenster gefahren. „Oh, wie schön ist es draußen! Die Blumen habe ich schon lange nicht mehr gesehen." Ihre Stimme wurde ruhig und strahlte Freude aus. Alle im Essraum waren froh, dass Frau Ö sich beruhigt hatte.

Ich ging zu ihr und sprach sie an: „Guten Tag, Frau Ö. Ich bin Frau Klein und ich besuche die Bewohner dieses Hauses mehrmals in der Woche. Sie haben hier einen schönen Platz, ich sitze auch gerne hier." „Was tun Sie hier? Wollen Sie mich auch besuchen? Gibt es so was? Das habe ich noch nie erlebt", antwortete sie. „Wenn ich darf, komme ich öfter zu Ihnen." Sie schaute mich länger an und meinte: „Dann bringen Sie mich nach Hause. Es wird Zeit, die Kinder kommen gleich aus der Schule und wollen essen." Ich reagierte nicht darauf, sondern fragte: „Darf ich Ihnen einmal unser Zimmer zeigen? Wir haben auch eine schöne Aussicht auf den Garten." „Meinetwegen", meinte sie.

Ich schob ihren Rollstuhl, ging zunächst über zwei Flure und machte an einer Sitzecke am Fenster eine Pause. Inzwischen hatte es stark zu regnen begonnen. Als Frau Ö das bemerkte, schrie sie: „Wo bringen Sie mich hin? Das ist ja furchtbar, das kann ich nicht sehen." Sie hielt die Hände vors Gesicht und jammerte: „Bringen Sie mich hier weg!" Plötzlich rief sie schrill: „Bringen Sie mich hier weg!" Sie zitterte am ganzen Körper, verschränkte die Arme und beugte den Kopf auf die Brust.

Ich streichelte ihren Rücken langsam und sagte ganz ruhig: „Es ist alles gut, wir gehen jetzt in unser Zimmer." Beim Gehen streichelte ich ihren Hals und den Oberarm mit der linken Hand. Sie wurde ruhiger und wir erreichten den Montessori-Raum. Dort angekommen sagte sie zu mir in Kommandoton: „Kratzen Sie mir mal den Rücken, aber feste. Am besten mit den Fingernägeln. Schon ein paar Tage juckt der ganze Körper und keiner hilft mir." Ich antwortete ganz ruhig: „Frau Ö, ich versuche Ihnen den Rücken und den Hals vorsichtig zu massieren." „Das tut gut", sie war eine Weile still, dann ganz plötzlich schaute sie mich an und sagte etwas lauter: „Wer sind Sie eigentlich?" „Ich bin Frau Klein und komme, um die Bewohner zu besuchen." Sie schaute mich kritisch an und fragte weiter: „Was machen Sie denn, sind Sie auch eine Schwester?" „Ich bin Montessori-Dozentin und gebe Lehrgänge für Lehrer und Kindergärtnerinnen." „Montessori?", fragte Frau Ö mit ganz natürlicher Stimme, „das kenne ich doch. Da gibt es doch eine Schule in Garath."

Ich war sehr erstaunt, sie kannte Montessori und die Schule. „Was lernen die Lehrer denn in Ihren Kursen?", wollte sie wissen. Sie sprach jetzt ganz natürlich, sie kratzte sich nicht mehr und sprach mehr für sich selbst: „Unser Karl ist doch auch in die Montessori-Schule gegangen, der ist gerne in die Schule gegangen." Sie erzählte ganz normal von alten Zeiten,

Eine freundliche Geste bringt Sonne und lässt keinen Platz für Stress.

von ihren vier Kindern, von sechs Enkelkindern und zwei Urenkeln. Sie meinte noch: „Die kommen mich alle besuchen." Plötzlich hörte man im Flur ein klapperndes Geräusch. Frau Ö schreckte auf und schrie: „Machen Sie die Tür auf, ich will hier raus! Los, los! Hilfe, Hilfe!" Ich öffnete ruhig die Tür, zeigte ihr, dass keiner im Flur war, und schloss die Tür langsam wieder. Dabei erklärte ich ihr: „Wir schließen immer die Tür, damit wir nicht gestört werden." Sie schaute mich eine Weile an, holte tief Luft und schrie wieder laut: „Kratzen Sie mich, es juckt überall, ich will nach Haus."

Sie war mittlerweile über eine Stunde bei uns und das war für den Anfang eine lange Zeit. Ich wollte sie in den Essraum bringen und war wieder erstaunt, als sie rief: „Nein, ich will hier bleiben!" Ich fuhr ihren Rollstuhl wieder an den Tisch. Dann fragte sie: „Warum sind Sie so freundlich zu mir?" Ich musste erst einmal Luft holen, die Frage hatte mir noch keiner gestellt. Meine Antwort war dann: „Weil ich gerne hier ins Haus komme und mit Ihnen ein paar gemütliche Stunden verbringen möchte." Sie gab keine Antwort, aber sie rief bald wieder mit ihrer ungeduldigen Stimme: „He, du, ich habe Hunger, ich krieg hier ja nichts zu essen." Sie kratzte sich wieder und wollte nach Hause. Ich brachte sie in den Essraum, verabschiedete mich freundlich von ihr und sie fragte zögernd: „Kommen Sie wieder?" Ich nickte, nahm sie kurz in den Arm und winkte noch.

Ich musste die ganze Woche an Frau Ö denken. Ich wusste nicht, wie ich ihr helfen konnte. Ihr Verhalten zeigte eine innere Zerrissenheit, nur durch Geduld, Ehrfurcht und Demut durfte man ihr begegnen.

Beim zweiten Treffen fragte sie mich: „Was wollen Sie denn? Ich kenne Sie nicht." „Aber ich kenne Sie und wollte Sie besuchen." Sie schaute mich lange an und sagte noch einmal: „Ich kenne hier keinen." Nach einer Pause sagte ich zu ihr: „Frau Ö, ich kenne hier auch viele Leute nicht, denn ich komme nur einmal in der Woche hier her." Sie schaute mich lange an und sagte dann: „Ich muss erst essen, dann komme ich." Ich nahm ihre Hand: „Ich hole Sie gleich. Bis dann, auf Wiedersehen!" Ich winkte ihr noch und zaghaft winkte sie zurück.

Nach einer halben Stunde fand ich Frau Ö im Essraum, alleine am Tisch, sie drehte ihr Taschentuch zu einer langen Schlange, immer hin und her, und murmelte unverständlich rhythmisch ein Wiegenlied. Ich beobachtete sie eine Weile, setzte mich leise an ihren Tisch und wartete. Als sie mich bemerkte, fragte sie mich: „Können Sie singen?" „Nicht so gut wie Sie", war meine Antwort. Sie strahlte mich an und meinte: „Das hat mir noch keiner gesagt."

„Sie sind hier so allein, möchten Sie nicht mit in unser Montessori-Zimmer kommen?" „Montessori, Montessori - das kenn ich doch." Sie schaute mich an und ich nickte ihr zu, nahm ihren Rollstuhl und ging mit ihr in unseren Raum. Dort waren schon einige Patienten, die sich mit unterschiedlichen Materialien beschäftigten. Frau Ö schaute herum und zeigte auf einen Tisch, an dem zwei Bewohner mit Spielfiguren spielten. „Das will ich auch machen." Wir bereiteten ihr einen Platz, zeigten ihr die Handhabung und sie legte die Spielfiguren auf vorbereitete Muster, später legte sie ein Kunstwerk. Frau Ö beschäftigte sich an diesem Tag vierzig Minuten mit den Spielfiguren, anschließend war sie still und hörte interessiert die Schlussgeschichte an.

Frau Ö bekommt immer noch Anfälle und schreit, aber diese Anfälle werden weniger und kürzer. Sie reagiert jetzt auf das Pflegepersonal und auf die Therapeuten. Wir haben das Gefühl, dass auch Frau Ö noch zufriedene und glückliche Stunden erlebt.

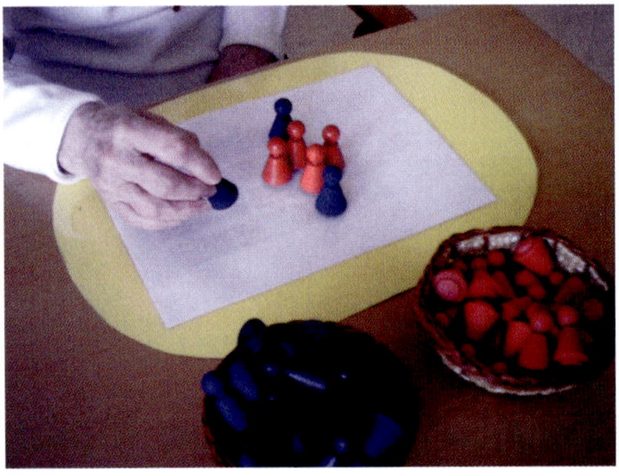

Angehörigen-Treff

In vielen Seniorenheimen gibt es Tagesgruppen, die Senioren und Demenzkranke tagsüber betreuen. Die Patienten werden bei Bedarf von zu Hause abgeholt und wieder zurückgebracht. Die Angehörigen können bestimmen, wie oft die Kranken kommen und an welchen Tagen.

Nach dem Tod meines Mannes durfte ich in einer solchen Tagesgruppe wöchentlich den Bewohnern Beschäftigungen nach Montessori anbieten.

Fast überall gibt es regelmäßige Angehörigen-Treffen. An diesen Zusammenkünften können Partner, Verwandte, Freunde und Interessierte teilnehmen. Die Betreuer berichten von ihrer Arbeit, die Angehörigen von ihren Partnern und von Schwierigkeiten, die im Zusammenleben bestehen. Jeder kann berichten und jeder bekommt Hilfe, wenn es nötig ist. Es werden auch fallweise Fachleute eingeladen, die über die Krankheit und den neuesten Stand der Forschungen berichten und ebenfalls Fragen der Angehörigen beantworten.

Manche Gruppen möchten sich näher kennenlernen und sich auch privat treffen, um sich so gegenseitig zu stützen und miteinander Erfahrungen auszutauschen, die sie mit den kranken Partnern gemacht haben.

Diese Treffen sind besonders für Personen wichtig, die alleine mit ihrem Partner leben. Hier können sie über Schwierigkeiten und Sorgen reden, hier werden sie verstanden und können Rat von erfahrenen Betreuern bekommen.

Angehörige und Freunde erzählen

- Vor Jahren, als keiner in unserer Familie Demenz oder die Alzheimer-Krankheit kannte, erlebte ich manchmal unheimliche Sachen. Nach dem Abendessen wurde ich ans Telefon gerufen. Wir hatten fertig gegessen, sodass ich mir beim Telefonieren Zeit lassen konnte. Im Hintergrund hörte ich Porzellan klappern und dann war Ruhe. Ich glaubte, meine Mutter hätte das Geschirr in die Spülmaschine gelegt. Als ich ins Wohnzimmer zurückkehrte und meiner Mutter von dem Anruf erzählen wollte, schrie sie plötzlich: „Bleib da, du lässt mich verhungern! Du bist schuld, dass dein Vater gestorben ist! Ich will hier weg." Sie stand auf und ging zur Toilette. Ich war starr, zunächst wie gelähmt und wusste nicht, wie ich mich verhalten sollte. Da kam meine Mutter lachend von der Toilette und meinte: „Jetzt können wir essen, bist du endlich fertig?" „Mutter, wir haben doch gerade gegessen." „Nein, den ganzen Tag muss ich hungern." Bevor ich antworten konnte, machte sie das Fernsehen an, lachte und rief mir zu: „Komm, es ist was Schönes im Fernsehen." Noch immer völlig verunsichert sagte ich zu ihr: „Mutter, wir haben doch eben zusammen gegessen und du musst doch nicht hungern." Sie schaute mich böse an: „Das habe ich nie gesagt." Kurze Zeit später fragte sie: „Wohin fahren wir dieses Jahr in Urlaub?"
  Sie benahm sich den Rest des Abends und in der nächsten Zeit wie immer. Ich konnte das nicht verstehen. An eine Krankheit dachte ich damals nicht. Erst nach einigen Monaten gab es ein ähnliches Ereignis. Meine Mutter hatte sich zwei verschiedene Strümpfe angezogen. Als ich sie darauf aufmerksam machte, schrie sie: „Ich habe keine anderen Strümpfe und ich will diese Strümpfe anziehen." Sie ging in ein anderes Zimmer, kam kurz darauf zurück und fragte: „Musst du nicht arbeiten?" „Mutter, es ist Sonntag." Sie reagierte nicht.
  Eines Nachts klopfte sie an eine Tür in der Diele. „Komm, es ist alles dunkel", und leiser werdend, „dunkel, dunkel", schluchzte sie, „immer, immer dunkel". Ich erschrak, machte Licht, nahm sie in den Arm und tröstete sie, brachte sie ins Bett, streichelte ihre Hände und wollte gerade gehen, da schaute sie mich freundlich an und sprach: „Ach Kind,

ist das schön, dass ich dich habe!" So, als wäre nichts geschehen. Ich habe diese Nacht nicht mehr schlafen können.
Was war mit meiner Mutter los, das war doch nicht normal? Ich sprach mit meinem Hausarzt und erzählte von ihren kurzen Anfällen. Er meinte, das könnte vom Alter kommen oder es wäre eine Demenzerkrankung. Das müsste untersucht werden. Ich sagte ihm auch: „Herr Doktor, ich erkenne meine Mutter nicht mehr. Sie hat uns nie angeschrien und ist nie aggressiv gewesen." Er erklärte mir: „Das ist die Krankheit. Bleiben Sie ruhig und freundlich. Die Kranken vergessen, was sie sagen und tun. Sie haben Angst und wollen nicht, dass die Angehörigen ihren Zustand bemerken."
Nach diesem Gespräch konnte ich meine Mutter besser verstehen und mich ihren Bedürfnissen gemäß verhalten. Es ist immer noch schwer, dennoch bin ich froh, dass ich ihr etwas Liebe, die sie mir ihr ganzes Leben schenkte, zurückgeben darf.

- Meine Frau war eine gute Köchin. Eines Tages servierte sie eine Wein-Mousse. Ich probierte, probierte noch mal, es schmeckte sehr salzig. Ich sagte zu meiner Frau: „Probier einmal, ich glaube, du hast die Mousse gesalzen, das kann man nicht essen." Meine Frau probierte nicht, sondern schimpfte laut: „Ich kann kochen. Ich weiß, was Salz ist. Ich salze den Nachtisch nie." Als ich aufstand und sie fragte: „Sollen wir einen kleinen Spaziergang unternehmen?", war sie sofort bereit, von ihrer vorigen Stimmung war nichts mehr zu bemerken. Heute weiß ich, dass dies der Anfang der Krankheit war, aber damals hat mich diese Situation sehr verunsichert.

- Mitten in der Nacht läutete das Telefon. Meine Mutter rief bei mir an, weinte und sagte schluchzend: „Du musst sofort kommen. Hier ist ein Mann, der will mich mitnehmen." Ich beruhigte sie und sagte: „Ich komme sofort."
  Schon nach einigen Minuten traf ich bei der Wohnung meiner Mutter ein, schloss die Türe auf und meine Mutter kam mir fröhlich entgegen. „Das ist aber schön, dass du mich besuchst." „Wo ist denn der Mann, der dich holen wollte?", fragte ich. „Was für ein Mann?", antwortete sie, „ich

wollte gerade ins Bett gehen." Ich war wütend und sagte schroff zu ihr: „Warum hast du mich denn gerufen? Es ist doch mitten in der Nacht." Meine Mutter sagte mehrmals, sie habe mich nicht gerufen, setzte sich in den Sessel, nahm die Hände vor das Gesicht und weinte. Als ich das sah, tat mir mein schroffes Handeln leid und das erste Mal wurde mir bewusst, dass etwas mit meiner Mutter nicht stimmte. Einige Minuten blieb ich noch bei ihr und fuhr nachdenklich nach Hause.

In der nächsten Zeit war bei meiner Mutter kein anomales Verhalten zu bemerken. Viel später, bei einem meiner Besuche, sagte meine Mutter: „Ich habe nichts mehr zu essen. Alles ist weg, alles hat man mir geklaut." Ich schaute in den Kühlschrank, in die Regale und Küchenschränke. Es fanden sich nur zwei kleine Teller mit Restessen. Ich ging durch die Wohnung und fand an mehreren Stellen, auch unter dem Bett, zum Teil schimmelige Lebensmittel. Während ich die Wohnung säuberte, kam meine Mutter und rief: „Was machst du da?"

Das war der Zeitpunkt, an dem ich mir Bücher über Senioren und ihre Schwierigkeiten besorgte. Jetzt weiß ich, dass meine Mutter an Demenz erkrankt ist, und ich versuche langsam, mein Verhalten ihr gegenüber verständnisvoll zu verändern.

- Meine Oma ist krank, wie kann ich ihr helfen? Meine Oma findet die Toilette nicht mehr, sie läuft durch die Diele, öffnet jede Tür, schaut in die Zimmer, erkennt die Toilette nicht und schreit: „Ich muss mal, ich muss mal!" Sie setzt sich zusammengekrümmt auf den Boden und schreit. Wenn ich „Oma!" rufe, reagiert sie nicht. Ich setze mich neben sie, nehme sie in den Arm und streichle ihre Hände. Dann wird sie langsam still und flüstert: „Angst!"

- In Langenfeld gibt es einen Filmklub, die Mitglieder kennen sich zum Teil schon zehn bis zwanzig Jahre. Einmal im Jahr werden die selbst gedrehten Filme vorgestellt und von einer vorher bestellten Jury benotet. Diese Preisvergabe wird immer in einem festlichen Rahmen vorgenommen. Bei einer dieser Preisverleihungen warteten alle gespannt auf die Ergebnisse der Jury. Es war still im Saal, plötzlich schrie ein älteres Mitglied: „Schiebung, hier ist alles Schiebung!", schlug mit der Hand auf den Tisch, so fest, dass die Gläser klirrten, drehte sich um und lachte laut. Im Saal herrschte erschrockene Ruhe. Der Mann lachte, trank aus seinem Glas und sagte zu seinem Nachbarn: „Prost!" Dieser wusste nicht, wie er reagieren sollte, unsicher schaute er sich im Saal um, nickte und sagte zaghaft: „Prost." Der Vereinsleiter begann seine Begrüßungsrede, alle Anwesenden waren vollkommen verunsichert und brauchten längere Zeit, um sich wieder auf das Wesentliche zu konzentrieren.

In der Pause tuschelten die Vereinsmitglieder: „Was war denn bloß mit dem Z los? So kennen wir ihn nicht, er ist doch immer sehr ruhig und bedächtig!" Alle waren ratlos und wussten nicht, wie sie Herrn Z begegnen sollten. Herr Z verhielt sich wie immer ruhig und zufrieden, als wäre nichts passiert.

Als ihn ein Freund ansprach, „Was ist mit dir los?", wusste Herr Z nichts von seinem spektakulären Auftritt.

Die Ehefrau erzählte, dass ihr Mann bei einer Weihnachtsfeier auch ganz plötzlich bei einem Musikstück laut und falsch gesungen und lachend auf den Tisch geschlagen hatte. Auch da behauptete er später, er sei das nicht gewesen.

Erst nach Monaten häuften sich solche auffälligen Verhaltenszeichen und der Neurologe erstellte die Diagnose Alzheimer. Die Mitglieder des Filmklubs kümmerten sich nach dieser Diagnose rührend um Herrn Z und erleichterten damit das Zusammenleben der Familie. Wenn sie ihn besuchten, redete Herr Z nur von damals, sie sangen gemeinsam viele alte Lieder, spielten, solange es noch möglich war, leichte Kartenspiele mit ihm und *Mensch ärgere dich nicht*. Seine Ehefrau ist den Freunden sehr dankbar. Ohne deren Hilfe hätte sie die lange Zeit nicht durchhalten können.

Die Kameraden aus dem Filmklub besuchten auch mehrmals die Angehörigen-Gruppe, um zu erfahren, wie man Demenzkranken Hilfe geben kann, damit ihre Lebensqualität so lange wie möglich erhalten bleibt.

Noch einmal: der wesentliche Unterschied

Abschließend möchte ich noch einmal den Unterschied zwischen der üblichen Pädagogik und der Montessori-Pädagogik erklären.

In den meisten Seniorenheimen gibt es allgemeine Angebote wie Gymnastik, Singen, Basteln, Sprachförderung und Gedächtnisübungen.

Diese Angebote sind für alle Bewohner gemeinsam gedacht. Eine Differenzierung der Möglichkeiten des einzelnen Patienten ist bei diesen zeitlich festgelegten Beschäftigungen nicht möglich. Die Tätigkeiten der Therapeuten sind vorprogrammiert.

Bei Maria Montessori steht der Patient im Mittelpunkt. Zuerst muss ich den Patienten durch Beobachten kennenlernen, dann kann ich dem Patienten die Möglichkeit geben, mich kennenzulernen.

Dabei ist der erste Kontakt sehr wichtig und es bedarf manchmal viel Geduld, Vertrauen zum Kranken herzustellen. Meine Ansprache sollte einfach, verständlich, freundlich und demütig sein.

Erst wenn der Kranke meine Anwesenheit akzeptiert, kann ich mir überlegen, wie ich ihn zu einer Tätigkeit motivieren kann. Immer mit der Möglichkeit, dass der Kranke mein Angebot nicht annimmt. Die ersten Tätigkeiten müssen für den Kranken mit Freude durchgeführt werden und seine Zufriedenheit sollte spürbar sein.

Habe ich die Situation des Kranken und den Stand der Krankheit beobachtet, kann ich beschränkt planen. Es ist aber immer möglich, dass der Patient alles vergessen hat. Was er gestern gekonnt hat, kann er oft heute nicht mehr. Daher müssen mehrere Spiele oder Beschäftigungen bereit sein, um spontan entscheiden zu können.

Alle Beschäftigungen sollen dem Kranken Freude machen, seine Selbstständigkeit erhalten oder ihm helfen, kleine Bewegungen wieder zu erlernen.

Nach Bedarf und Interesse können Spiele in vielen Bereichen angeboten werden: einfache Spiele, die die Motorik der Hände fördern, kleine Gedichte, kleine Geschichten, Wortspiele, Bilderlotto, Memory, Zahlenspiele, Sternenspiel usw.

Wenn die Patienten einzeln gefördert werden und z. B. schon mit den Wäscheklammern umgehen können, ist auch ein gemeinsames Spiel in kleiner Runde nach einfachen Regeln möglich.

Wichtig ist jedoch, die Patienten bei ihrer Tätigkeit nicht zu stören und nicht zu verbessern. Niemals sagen: „Das ist falsch, das geht so!" sondern positiv reagieren. Vor allem: die Freiwilligkeit der Patienten ist wichtig.

Freuen Sie sich, wenn die Senioren tätig sind!

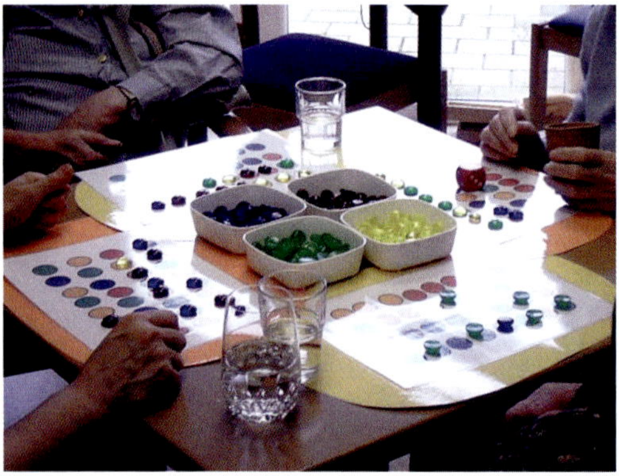

Wir alten Menschen möchten „Danke“ sagen:

Dank allen Menschen,
die freundlich und geduldig mit uns sind.

Dank allen Menschen,
die langsam, deutlich und gut hörbar mit uns reden,
da wir nicht mehr so gut hören können.

Dank allen Menschen,
die uns Schriften geben, die groß und für uns lesbar sind,
da wir nicht mehr so gut lesen können.

Dank allen Menschen,
die uns Wege führen, die leicht begehbar sind,
da wir nicht mehr so gut gehen können.

Dank allen Menschen,
die nicht mit uns schimpfen, wenn ein Glas Wasser oder
das Besteck auf den Boden fällt oder wenn
die Kleidung beim Essen beschmutzt wird.

Dank allen Menschen,
die nicht schreien: „Schon wieder, können Sie nicht aufpassen?“,
wenn wir zu spät die Toilette erreichen und wir Hilfe brauchen.

Dank allen Menschen,
die zuhören, wenn wir erzählen möchten: von früher,
von alten Zeiten, von schönen Erlebnissen, oder traurigen Tagen.

Dank allen Menschen,
die gut zu uns sind, die uns so annehmen, wie wir sind,
und mit uns weinen und lachen.

Dank allen Menschen,
die uns liebevoll, tröstend und hilfreich
auf unserem letzten Weg begleiten.

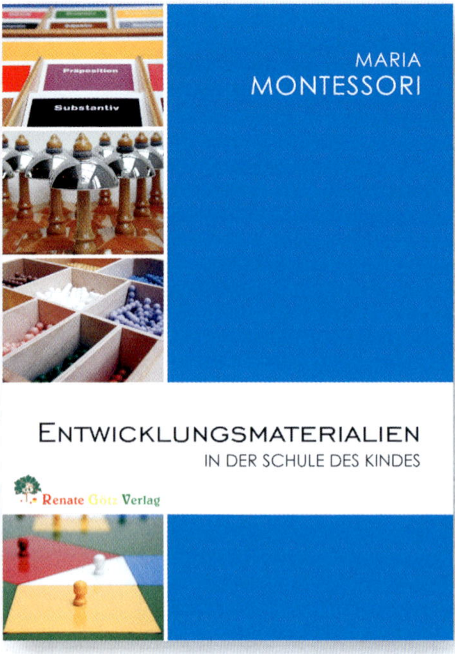

Maria Montessori

ENTWICKLUNGSMATERIALIEN IN DER SCHULE DES KINDES

- ist der zweite Teil der „Schule des Kindes".

Das Buch führt die LeserInnen in die Materialien und Techniken Frau Dr. Montessoris ein, gedacht für LehrerInnen von Kindern ab dem Grundschulalter und alle an Montessori-Pädagogik Interessierten. In sieben Teilen erklärt sie ihr einzigartiges Material für den Sprachunterricht, die Mathematik, Kunst und Musik.

Das Buch zeigt, wie die Materialien - so etwa die geometrischen Körper, die Grammatikkästen usw. - die Neugierde der Kinder wecken und sie zum selbsttätigen Lernen führen.

304 Seiten, 16 Seiten mit farbigen
Abbildungen, Paperback
ISBN 978-3-9501011-7-1

Renate Götz Verlag

A-2731 Dörfles, Römerweg 6
Fon +43-(0)2638-77505-26, Fax DW 27
info@rgverlag.com